濕寒虛熱

五招搞定

只要一本書就能祛濕×清熱×補虛×排寒

楊力
中國中醫科學院教授
著名中醫養生學家
著

寒濕阻滯部位不同，症狀、治則皆不同

		症狀	治則	食補方法
寒	肌表	惡寒、發熱、無汗、鼻塞、流清涕等	辛溫解表	經常曬太陽、泡溫泉可有效驅寒；正確使用冷氣，可防寒邪入體；洗頭後吹乾可防寒；關注天氣變化，及時增減衣物，不光腳走路等都可避免寒邪入侵
	血脈	頭身疼痛，脈緊	活血化瘀 通陽復脈	
	脾胃	脘腹冷痛、嘔吐、腹瀉等	溫中健脾	
	心腎	惡寒蜷臥、手足厥冷、小便清長、精神萎靡、脈微細等	回陽救逆	
	經絡關節	經脈收縮拘急，甚則攣急作痛，屈伸不利，關節冷痛等	散寒通絡	
濕	上焦（心肺）	惡寒、身熱不揚、面色淡黃、頭重如裹、胸膈滿悶等	芳香化濕	少喝酒，以免助濕生熱；少吃鹽，幫助腎排水；居室要常通風，防潮濕；衣物要乾爽；可適當運動，讓身體出汗，幫助排出濕氣
	中焦（脾胃）	周身沉重、胃脘飽脹不知饑、噁心嘔吐、大便清稀排不淨、口乾不欲飲等	健脾祛濕	
	下焦（腎、膀胱、大小腸）	小腹脹滿、小便淋澀不暢、小便渾濁，大便溏泄，下痢膿血，婦女白帶過多，下肢水腫等	化氣利濕，通利小便，消食化滯	
	經絡關節	關節痠痛、沉重，活動不利，痛處固定等	除濕通絡	
	肌膚	皮膚濕疹等	健脾除濕	

體虛分四種，先辨清再進補

		症狀	治則	食補方法	調養方式
虛	氣虛	氣短懶言、聲音低弱無力，倦怠乏力，稍動則大汗出，經常感冒，舌質淡、有齒痕	補陽益氣 補氣益氣	瘦肉白參湯 黃耆燉母雞	早吃熱，晚吃涼，補氣溫陽；多步行少電梯，加大呼吸力度；多吃補氣類的平補食物。
	血虛	貧血、白帶少或經量少、面色萎黃或蒼白、口唇爪甲、牙齦色白、體形多消瘦、失眠健忘，心煩、記憶力下降、舌質淡，容易心慌、心悸	益氣生血 清熱養血	阿膠放黃酒中，浸泡二十四小時後隔水燉溶，加入花生、冰糖邊燉邊攪，拌成糊狀後置冷成膏。每次一匙，每日兩次	平時多喝水，少看3C 產品，預防久視傷血；睡個午覺，推動心血運行；做好情緒管理，養心安神。
	陰虛	五心煩熱、總上火、口渴欲飲、面紅眼乾、脾氣暴躁、體形偏瘦、大便乾燥、小便黃	滋陰補陰 降火安神	百合銀耳蓮子羹 西洋參泡茶	少喝咖啡，多喝潤燥茶；少熬夜，睡好子午覺；房事節制以養陰精；注意情緒控制，心平氣和方可養陰。
	陽虛	畏寒怕冷手足涼、大便清泄夜尿頻、面色晄白體虛胖、白天不正常出汗、腰膝痠痛、性功能減退、宮寒、痛經、舌質淡胖而潤、苔薄、易疲倦	溫腎固陽 補陽驅寒	當歸生薑羊肉湯 肉蓯蓉雞絲湯	少用冷氣多保暖，房事節制以溫陽，平時常喝補陽茶，加強運動以生陽。

食補方法	調養方式
綠豆海帶粥 枸杞雞蛋羹	「人臥則血歸肝」，儘量晚上十一點之前入睡，側臥位最好，以養肝臟；少生氣舒肝氣；注意勞逸結合，避免忙出來的肝火
涼拌苦瓜 蓮子銀耳湯 蓮子心茶	早晚冷水沖手清心火；午間小憩可養心；夏季高溫心火旺，降溫降火很重要；靜則神藏，情緒平和則心火自滅
冰糖雪梨湯 枇杷銀耳羹	遠離汙染，給肺一個乾淨清新的環境；定時排便，肺氣宣通不上火；預防秋燥很重要；避免悲傷情緒以養肺
涼拌蓮藕 小米山藥粥	胃喜潤惡燥，多食溫暖滋潤的食物，少吃辛辣乾燥食物；不要暴飲暴食，飯吃七成降胃火；叩齒吞津可緩解胃熱口渴
豆花煎雞蛋 鮮馬齒莧粥 蜂蜜綠豆湯	晨起一杯溫開水，飯後一杯蜂蜜水；養成定時排便的習慣；試試淡鹽水排腸毒法；忌熬夜，利於腸道排毒

體內的熱，不同部位症狀不同

		症狀	治則
熱	肝火旺	目赤腫痛或目澀，煩躁易怒，脅肋部疼痛，頭暈脹痛，血壓上升，耳鳴耳聾，口乾口苦，舌燥咽乾，失眠多夢，月經提前，咯血、吐血、鼻出血等出血症，小便短赤，大便乾結等	清肝瀉火或滋陰降火
	心火旺	舌尖紅或舌紅少津、失眠多夢、五心煩熱、午後潮熱、兩顴潮紅、盜汗、口渴、口苦或口乾、小便短赤、大便乾、吐血、鼻出血等	清心瀉火或滋陰補血養心安神
	肺熱	發熱，惡寒，鼻塞流黃涕，咳黃痰或乾咳無痰、少痰，唇、舌、咽、鼻、皮膚乾燥，胸痛或咯血，五心煩熱，潮熱盜汗，大便乾燥，痤瘡等	疏風解表清肺利咽或養陰潤肺
	胃熱	舌紅苔黃且口臭、嘴角長痘、口腔潰瘍、齒痛齦腫、大便乾燥、吃得多餓得快、口渴喜飲、腹脹、腹痛、有酸氣上湧、小便短赤等	清胃瀉火或養陰益胃
	腸火盛	腹痛下痢、裡急後重、大便帶血、暴注下泄、肛門灼熱、瀉而不爽、糞色黃褐而臭、大便祕結或溏滯不爽、小便短赤、納呆嘔惡、胸脘滿悶、舌苔黃膩等	瀉熱祛邪或養陰潤燥

目錄 Content

第三章　氣虛體質及時補氣，就是補命

第四章　血虛體質要氣血雙補，以氣生血

第二篇

濕靠排，利水排濕消水腫

濕性體質切記健脾去濕，消腫排毒

第三篇

寒靠驅，驅寒保暖健身體

寒性體質必須溫中健脾，活血化瘀

第四篇

熱靠清，臟腑有熱分別清

第四章 胃火盛，排出胃火治胃病

第五章 腸道有火，需要定期清理

第一篇

虛靠補，四種虛性體質補法大不同

什麼是虛？中醫認為，人體正氣虛弱，會出現以不足、鬆弛、衰退為特徵的各種臨床現象，如面色蒼白或萎黃、形體消瘦或虛胖、氣短、多汗、尿頻、身倦無力等，都被視為虛證。

虛證有四：「陰虛發熱，陽虛怕冷，血虛發燥，氣虛無力。」不同的虛證，臨床症狀不一樣，治則、食療、調養的方法也有所差異。

第一章

陰虛體質
重在滋陰補陰，
降火安神

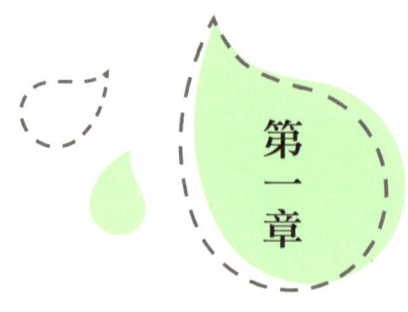

陰虛體質自我測試

症狀	沒有	很少	有時	經常	總是
感到手腳心發熱	1	2	3	4	5
感覺身體、臉上發熱	1	2	3	4	5
口渴，愛喝冷飲	1	2	3	4	5
口唇發乾，舌紅苔少	1	2	3	4	5
便祕或大便乾燥	1	2	3	4	5
面部兩顴潮紅或偏紅	1	2	3	4	5
眼睛乾澀	1	2	3	4	5
潮熱、盜汗	1	2	3	4	5
體形消瘦，貪涼怕熱	1	2	3	4	5
皮膚乾燥，性情急躁	1	2	3	4	5
得分總計：					

計分方法：原始分＝各個項目分數相加。

轉化分數：0 ～ 100 分。轉化分數＝（原始分－ 10）／ 40×100。

判定標準：陰虛體質轉化分數≧ 50 分，判定為「是」；40 ～ 49 分，判定為「傾向是」；＜ 40 分，判定為「否」。

陰虛體質的症狀

中醫認為，精血和津液同屬陰。陰虛，指的就是陰液虧少的狀況。《素問．調經論篇》記載「陰虛則內熱」，意思是人體陰氣不足，所以滋潤、寧靜、潛降、成形和制約陽熱的功能減退，體內陰不制陽，因而會出現燥、熱、升、動和化氣太過等陽氣偏亢的病理狀態。

五心煩熱，總上火

「五心」指的是手心、腳心與心臟。陰虛體質者的「五心」，像燃燒一把小火，發熱煩躁，總想讓手腳觸碰一些冰涼的東西，例如喜歡赤腳踩在冰冰的地板上、常常將手貼在涼涼的金屬上或愛喝冷飲等。

人體分陰陽，陰虛則陽偏亢，人就容易上火。陰虛體質的人往往有一個共同嗜好，就是喜吃辛辣食物，但吃多了，不僅會加劇這種情況，還會引起口臭、口腔潰瘍等一系列問題。

經常口渴，想喝水

陰虛體質者因為津液少，體內水分不足，缺少滋潤，所以經常覺得口乾舌燥，想喝水。且因內熱過盛，身體會自動尋求外界的涼氣輔助，如飲食方面，喜歡喝冰涼冷飲之類，還愛吃冷食，不喜歡接觸溫熱的食物。

面紅眼乾，皮膚差

這種人看起來似乎很健康，面色泛紅，其實僅僅是兩頰潮紅，與「紅黃隱隱」的健康人膚色是不同的。更重要的是，由於體內缺少津液，不能有效為各個部位補充水分，所以常常會覺得眼睛乾澀，容易疲勞，皮膚也因缺水而呈現乾黃，沒有光澤，比一般人更快長出斑點。

易怒易躁，脾氣壞

陰虛帶來的害處不僅會表現在身體上，還可能影響人的情緒。陰虛體質者通常脾氣暴躁，很容易被人激怒，做事看起來很有衝勁，卻不易持久。

睡眠品質不佳，多夢盜汗

他們的睡眠品質不佳，心煩多夢，不易入睡，即使勉強睡著，也容易出現盜汗的情況。中醫有「陽加於陰謂之汗」的說法，陽氣旺盛，就會滋生汗液，以便將陰液排出。因此，陰虛體質的人常常發汗，尤其是手心、腳心，而且到了夜晚，這種情況更加嚴重。

大便乾燥，小便黃

津液少，無法滋潤身體各處，會導致毛病一堆。假如無法及時補充腸道水分，就容易出現大便乾燥的症狀，嚴重的還會導致便祕。同時，因為體內虛火旺盛，小便也會發黃，顏色深，氣味重。

體形偏瘦

只有陰陽平衡，人體才能夠達到最佳狀態，這種狀況顯現在身材上，應該是不胖不瘦。而陰虛體質的人因為體內陰陽失調，津液缺失，且陰主收斂貯藏，也就是吸收，所以陰虧者吸收不好，體形偏瘦。

月經不調

肝腎不足，氣血虛弱，會使女性出現月經不調的症狀。例如月事時間提前、量少，顏色過於鮮紅濃稠。從根本上來說，這都是陰虛的表現，假如不能及時發現並加以改善，輕者精神不振、心情煩悶，重者甚至會血枯經閉，影響生育。

人為什麼會陰虛？

什麼是陰？為什麼要補陰？

陰陽平衡是中醫治病養生的基本觀念。那到底什麼是陰？為什麼要補陰？
陽：明亮的、興奮的、運動的、強壯的、熱的、上面的、外面的事物。
陰：陰暗的、沮喪的、靜止的、衰弱的、冷的、下面的、裡面的事物。
由此可見，陰和陽是相對而言的。中醫學上的陽代表能源的消耗，陰則代表能源的儲備。機器沒有能源無法運轉，人體沒有能源也就無法生存。所以中醫學說「奉陰者壽」，亦即補陰可以蓄積能源，健康長壽。

人體中的陰，具體到形，主要是指血、精和五液（即汗、淚、涎、涕、唾）。血液是生命之源，人無法離開它，所以我們要滋陰以補足血液。古人又說「一滴精十滴血」，精液消耗過多也會導致腎虧折壽，亦即養陰要節制房事。五臟對五液，是指心對汗，肝對淚，脾對涎，肺對涕，腎對唾。因此，要想滋陰就必須靜養，身體微微出汗即可，不要過度落淚或吐口水等。

如果陰虛體質者不加以調理，體內的津液會逐漸乾涸。沒有能源，人就會枯萎，走向終結。所以，我們不僅要補陰，還要將其列入一生的健康計畫中。

不要把陰虛內熱當成「上火」

一旦喉嚨發炎、口乾欲飲、口腔潰瘍或臉上長痘，我們都會當成「上火」，只要多喝水，或者吃點降火氣的藥就好了。然而引起「上火」的原因很多，陰虛內熱證就很容易被誤認。當「上火」症狀出現的同時，還伴有手足心發熱、思冷飲冷食、睡眠不佳、盜汗、周身無力、舌苔黃膩等情形，則多半是陰虛內熱。不能單純當作「上火」治療，需要讓專業中醫師幫忙調養陰虛體質。

陰陽兩虛時，先補陽再補陰效果更好

有的人會被診斷為陰陽兩虛，意思是既陰虛又陽虛。具體表現就是冬天特別怕冷，夏天特別怕熱。這種陰陽失調或陰陽兩虛的體質，進補自然要採用陰陽並補。

有經驗的中醫師會建議，先補陽再補陰效果更好。如果先補陰，陽氣沒跟上，就很容易瘀積，故宜先補陽。當然，補陽藥中摻雜補陰藥並不矛盾，一味地補陰或補陽是沒有效果的。

秋天是補陰潤燥的好時機

四季交替，陰陽消長，人體也該順應四時來進行滋補。秋季氣候漸涼，燥氣偏盛，耗傷陰津。中醫認為，肺主秋，肺臟喜潤不耐乾燥，燥氣傷肺必然耗損肺津，因此我們在秋天容易出現皮膚乾燥、口乾咽燥、上火、乾咳無痰等症狀。所以乾燥的秋天，正是陰虛體質者補陰潤燥的最佳時機，此時應多吃梨、蓮藕、銀耳、甘蔗、百合、白蘿蔔等滋陰潤肺的食物。

夜晚是補陰的黃金時間

白天與黑夜輪流出現，也屬於陰陽。白天溫暖即為陽，夜晚寒涼即為陰。夜晚是補陰的黃金時間，《黃帝內經》記載：「陽氣盡則臥，陰氣盡則寐」。凌晨一點到三點是肝經的循行時間，此時陰氣最盛，陰喜暗、喜靜，所以夜晚熟睡最養陰，可以發揮事半功倍的效果；中醫不贊成熬夜，也是這個道理。

第一招

效果絕佳的十大補陰中藥

女貞子

別名女貞實、冬青子，性涼，味甘、苦，歸肝、腎二經。具有補腎陰、強腰膝的功效，世人讚其是補陰之最，常作為補陰藥、補虛藥。用量為六～十二克，宜製成丸劑或熬膏。其性純性涼偏寒滑，故脾胃虛寒泄瀉及陽虛者忌服。

鐵皮石斛

性微寒，味淡、微甘，歸肺、胃、腎經。具有滋陰養血、降虛火等功能，強陰又益精，可說是天然的補陰佳品。用量為六～十二克，入湯劑宜先煎。溫熱病早期陰未傷者、濕溫病未化燥者、脾胃虛寒者均禁服。

龜甲或鱉甲

指龜科或鱉科動物的腹甲。性微寒，味鹹、甘，歸肝、腎、心經。二者均可滋陰清熱，潛陽熄風，常用於陰虛潮熱、腰膝痠軟等症。用量為九～二十四克，入湯劑宜先煎。脾胃虛寒者禁食；食少便溏或孕婦慎服。

◆燕窩

性平，味甘，歸肺、胃、腎經。其入肺生氣，入胃補中，入腎滋水，補而不燥，潤而不滯，是中藥裡至平至美者，具有延緩人體衰老、延年益壽的功效。用量為五～十克，煎湯。肺胃虛寒、濕痰停滯及有表邪者忌用。

◆西洋參

別名花旗參、洋參，性涼，味甘、微苦，補而不燥是其獨特之處。可補氣養陰、清熱生津，常用於氣虛陰虧、口燥喉乾、陰虛內熱等症。用量為三～六克，可煮、燉、切片含服、研成細粉沖服等。中陽衰微，胃有寒濕者忌服。

◆生地黃

別名地黃、生地，性寒，味甘、苦，歸心、肝、腎經。可清熱生津、滋陰涼血，常用於陰虛內熱、身熱口乾、舌絳或紅、月經不調等症。用量為九～十五克，水煎服。脾虛泄瀉、胃虛食少者慎服。

✦枸杞子

性平，味甘，歸肝、腎經。具有滋補肝腎、益精明目、提升免疫力、抗衰老等多種保健功效，適量食用有益健康。用量為六～十二克，泡水喝或水煎服。感冒發燒、脾虛腹瀉、體內有濕者忌服。

✦墨旱蓮

又名旱蓮草，性寒，味甘、酸，歸肝、腎二經。具有涼血止血、滋補肝腎的功效。用量為六～十二克，水煎服。脾腎虛寒者忌服。

✦麥門冬

又名麥冬，性寒，味甘、微苦，歸胃、肺、心經。具有益胃生津、養陰潤肺、清心除煩的功效，常用於肺燥乾咳、陰虛傷津、內熱消渴、腸燥便祕等症。用量為六～十二克，水煎服或開水浸泡。脾胃虛寒泄瀉、胃有痰飲及風寒咳嗽的人忌服。

✦沙參

性微寒，味甘、微苦，歸肺、胃二經。具有補氣養陰、清熱、潤肺止咳、益胃生津等功效，主治氣虛陰虧、陰虛久咳、燥咳痰少、津傷口渴等症。用量為乾品十～十五克（鮮品十五～三十克），水煎服。風寒咳嗽、臟腑無實熱者禁服。

第二招

中醫師推薦的十大補陰食物

補陰的飲食原則

中藥的進補是為了補虛扶正，若不虛而補、進補不當則可能引起不良反應。因此，對於藥理知識不太熟悉的陰虛體質者而言，可選擇食補。

多吃有滋陰潤燥功效的食物。如肉蛋奶類可選擇鴨肉、豬肉、雞蛋、乳製品等；蔬菜水果則多吃梨、蓮藕、百合、蓮子、木耳、銀耳、苦瓜等。

多吃高鈣食物。陰虛體質者多有夜間盜汗、骨蒸潮熱等症狀，時間久了會缺鈣，平時宜多吃乳製品、豆製品等高鈣食物，每天最好曬三十分鐘太陽。

少吃溫燥食物。辛辣和刺激性的食物一定要少吃，戒菸酒、濃茶，煎炸類性熱上火的也儘量不碰。

多喝水和滋陰潤燥的飲品。陰虛體質者經常會口渴，但要注意少喝冷飲和冰水，多喝溫水，或者泡一些有滋陰潤燥作用的麥冬、菊花、枸杞子、金銀花、西洋參等代茶飲。

百合銀耳蓮子羹

【材料】乾百合二十克，乾銀耳十克，蓮子二十克，冰糖一百克，枸杞子十克。

【做法】1. 乾百合、乾銀耳放入溫水中浸泡半小時，撈出洗淨後銀耳去根部，用手撕成小片；百合備用。

2. 將撕成小片的銀耳放進鍋裡，加水大火煮沸後上蓋，調至小火再煮一小時，待銀耳湯變濃稠後，加冰糖攪勻，然後放入洗淨的蓮子，再煮半小時。

3. 加入百合、枸杞子煮十五分鐘即可。

【補陰功效】清心潤肺、補陰潤膚。

十大補陰食物

鴨肉

性溫，味甘，具有滋五臟之陰、清虛勞之熱、養胃生津之功效。十分適合陰虛體質者食用，也適用平時體質虛弱、產後或病後體虛、盜汗、遺精、婦女月經少、咽乾口渴者。體質虛寒、胃部冷痛、腹瀉清稀、寒性痛經者應少食。

✦豬肉

性微寒，味甘，歸脾、胃經。具有補虛強身、滋陰潤燥、豐肌潤膚的作用，是營養滋補之品，尤其適合陰虛、貧血、營養不良、產後少乳的人。體胖、多痰、舌苔厚膩者慎食；冠心病、高血壓、高脂血症者少食。

✦雞蛋

性平，味甘，可補陰益血、益氣安五臟、除煩安神，常用於陰血不足、脾胃陰傷、熱症煩渴等症。蛋黃的補陰效果最佳，陰虛體質者一定要吃。

✦銀耳

性平，味甘、淡，歸肺、胃、腎經。具有補腎強精、益胃補氣、滋陰潤肺、美容嫩膚之功效，常用於肺熱咳嗽、肺燥乾咳、婦女月經不調、大便祕結等症。購買時，不要選擇顏色特別白，或有刺鼻氣味的。外感風寒、糖尿病患者慎用。

✦牛奶

可滋潤五臟。中國歷代醫家對其滋陰作用頗多讚譽，稱其能滋潤補液、潤肌止渴、養血脈、潤大腸等。尤其適合失眠多夢、神疲乏力、偏頭痛的陰虛者。脾胃虛寒者儘量不要喝冷牛奶。

◆蜂蜜

性平，味甘，歸脾、肺、大腸經。具有補益脾胃、潤腸通便的作用，可以緩解大便乾結等問題。其滋陰潤燥效果極佳，適合陰虛火旺的患者。痰濕內蘊、中滿痞脹及腸滑泄瀉者忌服。沖泡時溫度不要太高（低於六十度），宜使用涼白開水或溫水。

◆蓮子

性平，味甘、澀，歸脾、腎、心經。具有補脾止瀉、調理脾胃、益腎澀精、養心安神的功效，能通利十二經脈氣血，是老少皆宜的滋補品。

◆百合

性微寒，味甘、微苦，歸心、肺、胃經。具有養陰潤肺、清心安神的作用，可治療肺熱久嗽、熱病後餘熱未清、虛煩驚悸、神志恍惚等症。風寒咳嗽及中寒便溏者忌服。

◆蓮藕

生藕性寒，味甘，食之可涼血散瘀；熟藕性溫，味甘甜，歸心、脾、胃經，有補心益腎、滋陰養血的功效。炒蓮藕時，可以邊炒邊加清水，有助防止其變黑。

✦梨

性寒，味甘、酸，歸肺、胃經。它的品種很多，可生食，也能蒸煮後食用。具有養陰生津、清熱化痰的功能，肺陰虧虛、乾眼少痰、咽乾口燥、大便乾結、形體消瘦的陰虛體質者宜多食。其為寒性食物，脾胃虛寒、畏冷者應少吃。

第三招

練練補陰功，滋養濡潤益全身

陰虛多火旺，火旺則氣燥，所以陰虛之人多性情急躁，好動不靜。補陰，就是要將這種急躁、不定的情緒壓制下去，以利其體內陰氣的培植。所以在運動方式上，要以慢為宜，如散步、靜坐、氣功、太極拳等。

夜晚呼吸吐納補陰法

中醫認為，白天屬陽，夜晚屬陰。對於陰虛體質者來說，可以充分利用「夜晚」這個陰氣最盛的時刻，來採擷大自然的陰氣。

【操作方式】每當夜晚來臨時，站在室外，採取松樹靜止直立姿勢，兩手心朝下。

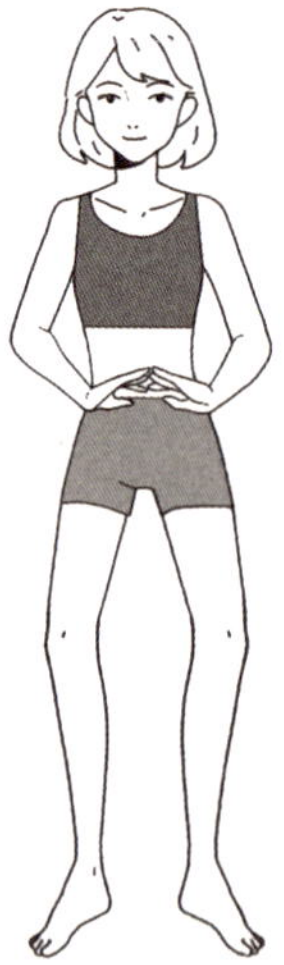

呼吸吐納補陰法

吸氣時，兩手向上提；呼氣時，兩手向下按。長期持續，可以收到補陰的效果。

吸月補陰法

《黃帝內經》中明確指出：「人與天地相參也，與日月相應也。」認為人們的生活起居，不僅與四季冷暖緊密相連，同時，還和日月星辰的運行、晝夜晨昏的交替，有著不可分割的關係。另外，月之氣交變動，對於人體的影響，表現於滿月之際，此時，體內氣血盛衰，可以和海水潮汐節律同步，發生相應反應。

《素問．八正神明論》說：「月始生，則血氣始精，衛氣始行；月郭滿，則血氣實，肌肉堅；月郭空，則肌肉減，經絡虛，衛氣去，形獨居。是以天時而調血氣也。」

中醫學認為，月滿的時候，血氣充盈旺盛，不容易發病；月空的時候，血氣虛弱，病邪很容易入侵。也就是說，人的機能和狀態，在月球引力加大時趨於「高潮」，減弱時趨於「低潮」。因此，可以根據月的盈虧來調理身體。

《素問．六節藏象論》說：「日為陽，月為陰。」因此天空中的月亮，是採補陰氣的最佳來源。每月陰曆十四、十五、十六時，月兒最明亮，我們可以面對月亮靜坐或站立，用口、喉頭吸氣二十四口，吸氣後將大自然之氣用意念送至丹田，以取月之精華，發揮滋陰作用。

吞津補陰三法：抵舌、叩齒、嗞津

人若有疾，多傷及津、氣、血。氣、血可以透過飲食和運動來生化，然津液可是自生自長的「自家水」，即俗稱的唾液、口水。當津液被傷時，並非只有湯藥能補，也可利用抵舌、叩齒和嗞津三法來吞津補陰，以靜治於無形。

【操作方式】取坐姿，以左腳跟抵住會陰，右腳自然盤至左腳。舌抵上顎，閉口叩齒，待津液自生，再緩緩嗞下。

靜能生陰，多做冥想、前屈等瑜伽動作

中醫理論指出：「動能生陽，靜則生陰」。輕緩柔和的運動有助於放鬆身心，調和陰陽，對於陰虛體質的女性朋友來說，練習瑜伽是補陰且塑形的好方法。這裡重點介紹冥想和前屈兩個動作，簡單易學，補陰效果很好。

- 冥想：乃瑜伽練習者實現入定的途徑，也是其中最珍貴的一項技法。瑜伽練習者透過冥想，可將心、意、靈完全專注在瑜伽修鍊這件事情上，感受身體的內在聯結，讓思想和身體保持一致，肌肉鬆弛，神經放鬆，每一個體內細胞都活躍起來。
- 前屈：雙足並立，雙腿伸直，呼氣，上半身向下、向前屈，雙手觸及雙腳的前方或兩側，或將手掌握於腳踝的後側。如果無法做到，也可以將雙手抱住對側的肘關節。

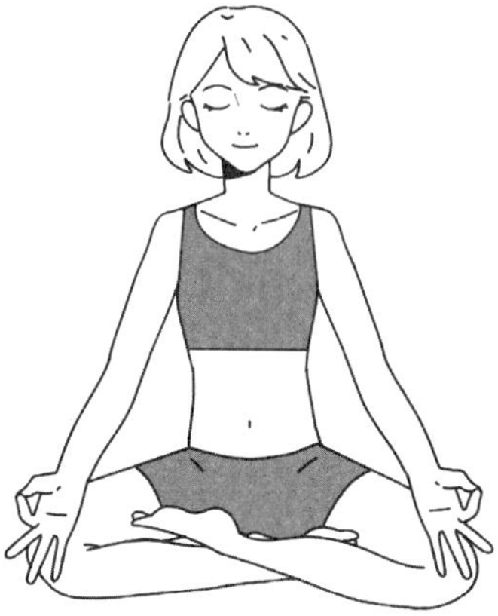

靜坐冥想

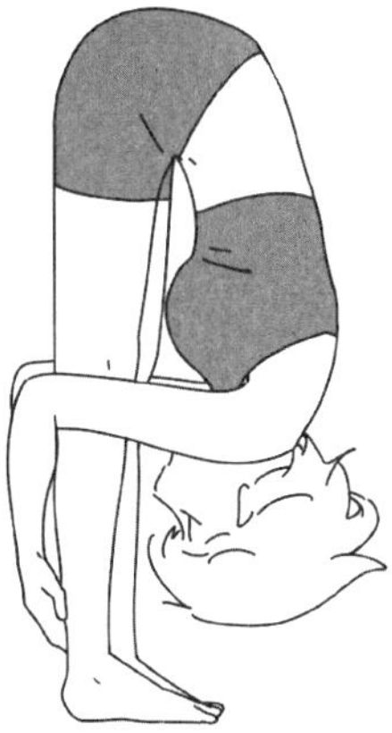

前屈

第四招 簡、便、廉、驗，中醫外治補陰法

按摩、刮痧、拔罐、足浴、藥浴……掌握這些簡、便、廉、驗的中醫外治療法，緩解陰虛可事半功倍。

按摩特效滋陰穴位，調理陰虛體質

按揉三陰交穴

三陰交穴是肝、腎、脾三經的交會點，可補三經之陰，具有補脾胃、助運化、利水濕的功效，是女性的保健要穴，也被稱為「補陰穴」，多用於婦科疾病。

【取穴方式】足內踝尖往上三寸（約四橫指寬）處。

【按摩方法】以大拇指指腹按揉，兩側各兩分鐘。

按壓太谿穴

太谿穴為腎經經水的傳輸之處。腎主水，故按摩此穴具有「補水」，即滋陰的效果，可清熱生氣、滋補腎陰。主治腎陰虛所致的頭痛、咽喉腫痛、齒痛、耳鳴、糖尿病等。

【取穴方式】足內側，內踝後方與跟腱之間的凹陷處。

【按摩方法】用拇指左旋按壓十五次，右旋按壓十五次，然後換手按壓另一側，手法同前。

推擦太衝穴

太衝穴是肝經的原穴，陰虛火旺、著急上火、脾氣急躁之人按摩此穴，有降火消氣、疏解情緒的作用。

【取穴方式】足背第一、二趾縫上方兩寸凹陷處。

【按摩方法】用右手拇指在左腳太衝穴上下三公分左右的範圍內，從腳前部向腳跟部，慢慢推擦一次，指按一次，

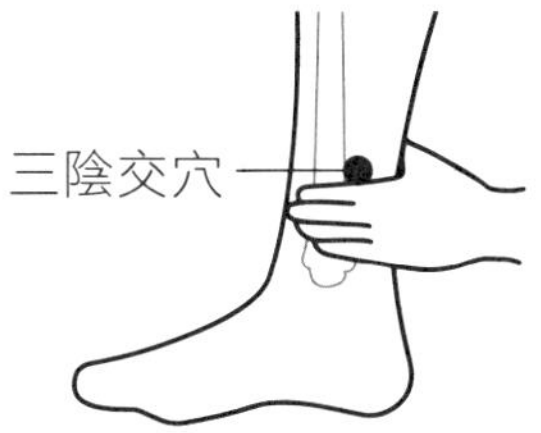

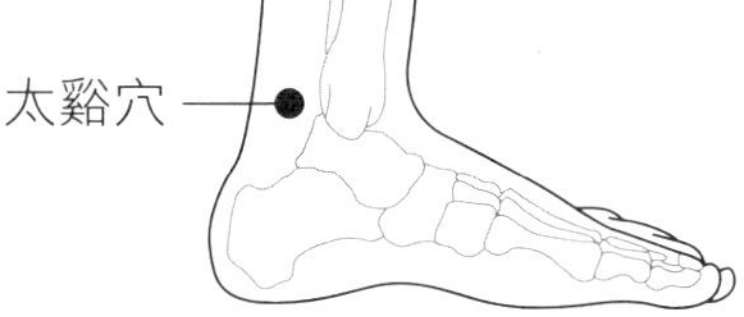

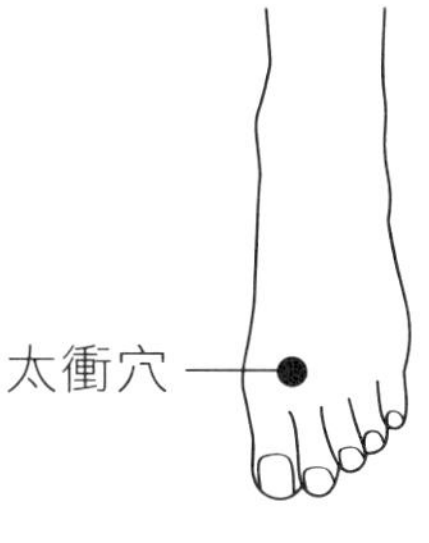

即一個回合。左右腳各做十個回合。

平補平瀉刮陰經，滋陰又降火

陰虛體質者刮痧宜採取平補平瀉手法，選陰經輕慢刮拭，以滋陰降火。一般三～七天刮拭一次，每次二十～三十分鐘。

刮拭背部督脈

從大椎穴（背部，第七頸椎棘突下凹陷處）經至陽穴（背部，第七胸椎棘突下凹陷處）到命門穴（背部，後正中線上，第二腰椎棘突下凹陷處）。

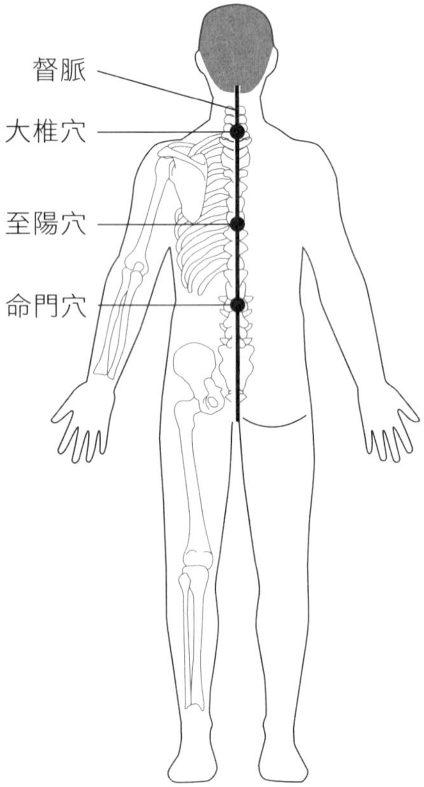

背部督脈：位於腰背正中線上，由尾骶部的長強穴，沿脊椎上行，經項後部大椎穴至風府穴。

刮拭背部膀胱經第一側線

從脾俞穴（背部，第十一胸椎棘突下，後正中線旁開一．五寸）經胃俞穴（背部，第十二胸椎棘突下，旁開一．五寸）、腎俞穴（第二腰椎棘突下，旁開一．五寸）至關元俞穴（背部，第五腰椎棘突下，旁開一．五寸）。

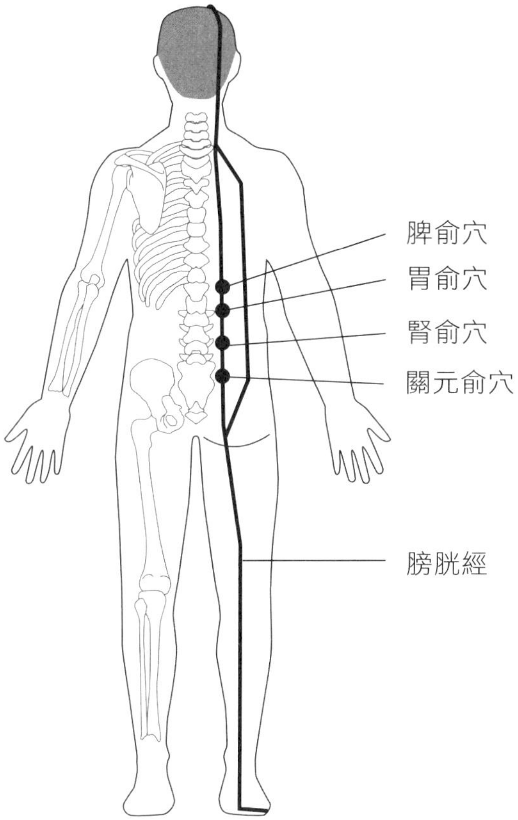

背部膀胱經：有兩條，第一條沿肩胛內側（大杼穴始），夾脊旁，沿後正中線旁一．五寸，下行至腰部；第二條從肩胛內側，沿後正中線旁三寸下行，過臀部。

刮拭腹部任脈

從膻中穴開始，經水分穴過肚臍往下至關元穴，重點刮拭氣海穴、關元穴、中極穴。

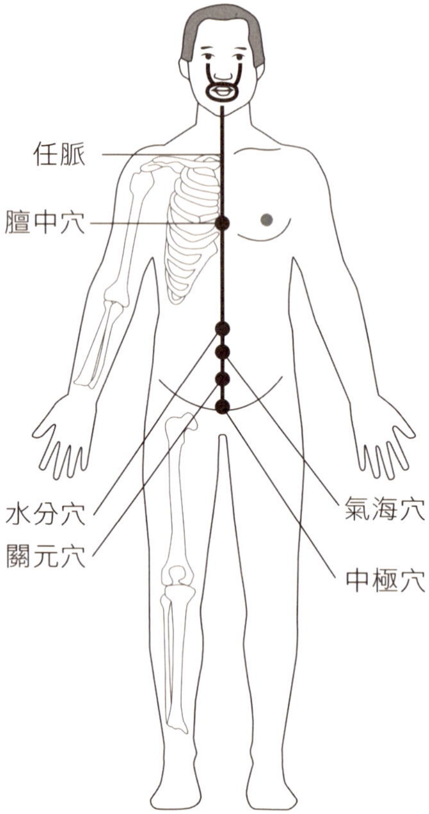

腹部任脈：起始於小腹，
沿胸腹正中向上循行，
到達咽喉、下頷部。

刮拭胃經

刮拭從小腿外側前緣到第二、三趾段的胃經，並重點刮拭膝部下緣的足三里穴三十～三十六次。

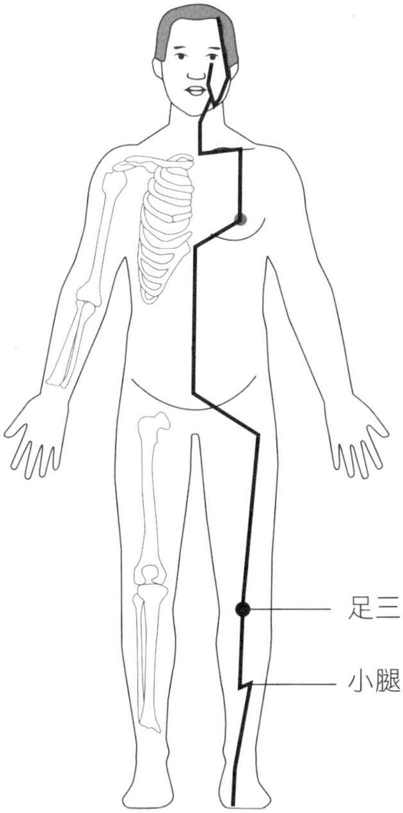

小腿胃經：從膝下三寸（足三里穴）處分出脛部支脈，沿脛骨外側前緣，下經足背，到達足第二趾外側端。

刮拭脾經

刮拭從小腿內側到足大趾段的脾經，並重點刮拭三陰交穴三十～三十六次。

刮拭腎經

刮拭從小腿內後側至足小趾段的腎經，並重點刮拭陰谷穴和湧泉穴五十～一百次。

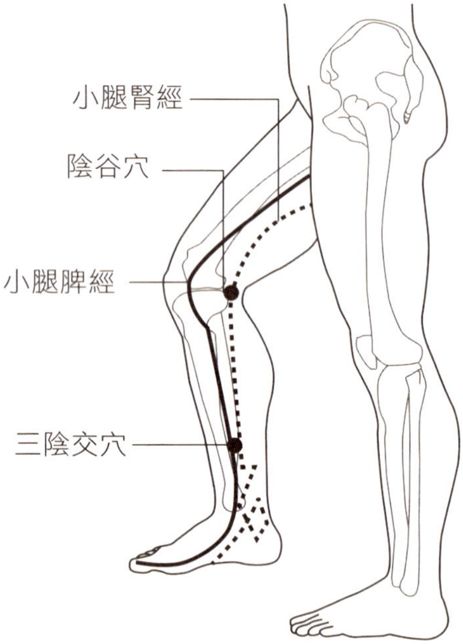

小腿脾經：起始於足大趾內側端，上行結於內踝，直行向上結於膝內輔骨（脛骨內踝部）。

小腿腎經：起於足小趾端，斜向於足心（湧泉穴），出於舟狀骨粗隆下，經內踝後進入足跟，再向上沿小腿內側後緣上行，出膕窩內側。

艾灸可扶正，治諸虛百損

艾灸是用點燃的艾炷或艾條，熏烤人體的穴位，以保健治病的一種中醫外治療法，能提高人體的元陰元陽，治療諸虛百損。陰虛多內熱，艾灸可根據導熱外出、引熱下行或助陽生陰，來整合身體陰陽偏頗的體質狀態。這裡簡單介紹引熱下行之法。

灸足三里穴

足三里穴位於膝眼下方四橫指寬處。艾灸此穴可引火下行，主治陰虛火旺引起的牙疼、耳鳴等症。

灸太谿穴

太谿穴位於足內踝最高點與跟腱之間的凹陷處。主治陰虛引起的身熱足寒、自汗盜汗等症，可引熱下行。

灸申脈穴、昆侖穴

申脈穴位於足外踝中央下方一公分凹陷處，昆侖穴位

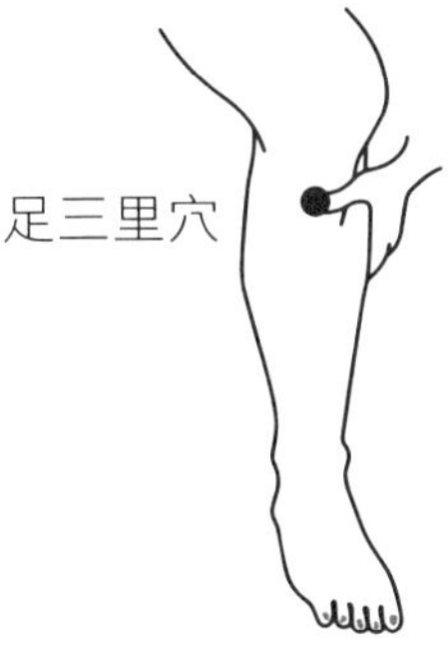

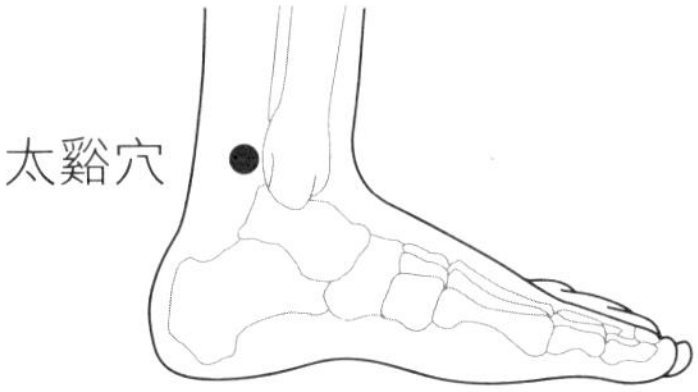

於足外踝尖與跟腱之間的凹陷處。二穴主治腎陰虛引起的腰背痠痛、不能俯臥，午後潮熱等症，配合補中益氣的中藥驗方，效果更佳。

灸湧泉穴

湧泉穴在足底，蜷足時足前部凹陷處。艾灸此穴可泄引熱下，主治腎陰虛引起的疾病。

【艾灸方法】將艾條的一端點燃，手持對準要施灸的穴位，在距離皮膚二～三公分處熏烤，使被施灸部位有溫熱感而無灼痛感為宜，每穴每次灸五～七分鐘，至皮膚潮紅為度。

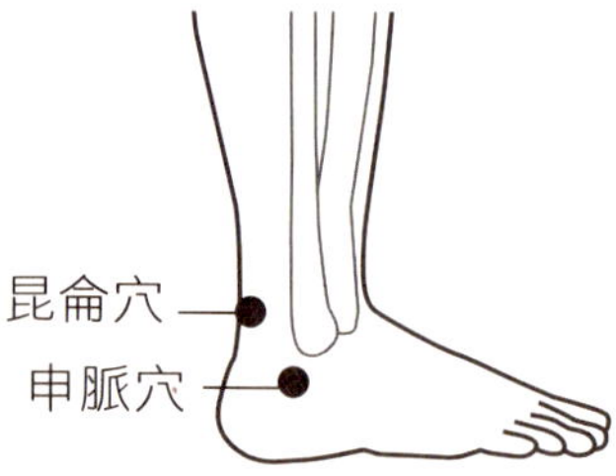

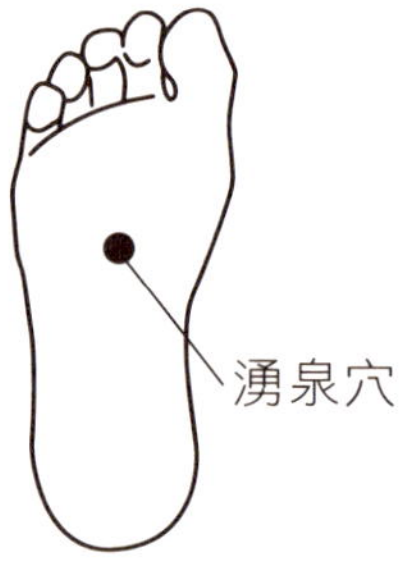

穴位貼敷可補陰，請選三九貼，不可用三伏貼

穴位貼敷補陰的原理，是將藥物之氣味，透過特定的腧穴，經過經脈傳入到臟腑中，從而調節經脈，平衡陰陽。所選穴位和按摩、刮痧等基本類似，都是具有滋陰降火或引火下行的作用，如大椎穴、足三里穴和湧泉穴等。建議選擇三九貼，它是依據「春夏養陽、秋冬養陰」「子午流注、適時開穴」的理論，順應四時特性的一種「內病外治」療法。

●養陰原理

三九時期，自然界處於陽消陰長的過程，是陰氣旺盛的季節，為了順應這種變化，此時應採取方法，保養人體陰氣，使體內陰氣得以成長。

這個時候陰氣充盛，抑制地面水分的蒸騰，空中燥氣重。燥為陽邪，作用於人體最易傷陰液，使人口鼻、咽喉、皮膚乾燥；另外，秋冬為收藏季節，人們多恣食膏粱厚味，致生內熱而傷陰液；再者，三九時期人體活動量減少，腠理閉塞，陽氣發泄較少，多潛伏體內，令內陽相對過剩，陰精則呈不足，尤其隆冬，天寒地凍，更易消耗陰精；冬不藏精者，因縱慾過度而傷陰。

當外界環境陰氣充盈，絕對利於人體陰精的積蓄，所以陰虛之體的患者，應趁此陰氣生長之時，進行積極有效地順勢治療，以補陰之不足。

因此三九時期，應注意保養人體陰精，以防陰虛致病，而對治療陰虛疾病有重要意義的三九貼，則是不錯的選擇。

●具體方法

配方常用中藥有白芥子、延胡索、甘遂、細辛，其劑量比例為一：一：〇．五：〇．五。研細，調成糊狀，做成直徑約一公分的藥餅，用透氣膠帶固定在穴位上，穴位可選擇天突穴、膻中穴、肺俞穴、膏肓穴、腎俞穴等。注意：病情不同，選擇的穴位和貼敷藥膏也不同，可請中醫師調配指導。

在一九的第一天，將藥餅貼敷於所取穴位，固定，時間為四～六小時，十天後（即二九）和二十天後（即三九），各重複貼敷一次。

不可用三伏貼，以免陽氣更盛，進一步灼傷陰液。

冷水浴補陰，這樣做才有效

陰虛的人怕熱，常常表現為手心、足心、心口發熱，所以低溫（體溫降低）養生可使陰經得以涵養。陰虛火熱之人可藉冷水浴達到消炎退熱、鎮靜鎮痛、提高身體對外界環境適應力的效果。持續冷水浴，還能預防感冒、支氣管炎等多種疾病。

●冷水浴的方法

①浴面：將面部浸入冷水中，用鼻呼氣，然後抬頭吸氣，如此反覆五～十次。

②擦身：毛巾擦身體的順序為臉、頸、上肢、背、胸、腹、下肢，手法由輕到重，以皮膚發紅溫熱為度。

③淋浴：先用冷水淋濕手足，再用濕毛巾擦拭胸背部，然後在蓮蓬頭下沖浴，一般為三～五分鐘，於打寒顫前結束。

④浴足：將雙腳浸入冷水中，用手或腳相互摩擦，每次一～二分鐘，還可用手指按摩兩側湧泉穴各三十次左右。

●注意事項

①浴後要用毛巾擦乾身體，並注意保暖，以免感冒。

②宜從夏季開始進行，時間逐漸拉長。

③一切虛寒者禁用此法。

④女性月經期或妊娠期、年老體弱者不宜用全身冷水浴法。

第五招 中醫補陰之生活調養

中醫講究調養，注意生活起居方面的調整和營養攝取，也是補陰的重要方式之一。

陰虛體質少喝咖啡

咖啡，尤其是經過中度、深度烘焙者，因烘烤時間長，屬性燥熱，陰虛體質者長期飲用，更易助長體內火氣，產生口乾舌燥、便祕、眼睛痠澀等症狀。

陰虛口渴，自製潤燥茶

大家都知道口渴了要喝水，但碰上陰虛體質的頻繁口渴，不妨往白開水中加點料，自製潤燥補陰茶。

白茶：取適量福鼎白茶或者君山銀針，開水沖泡即可。以上兩茶性涼敗火，非常適合容易口乾舌燥、皮膚乾燥的陰虛體質者飲用。

蜂蜜雞蛋水：雞蛋洗淨，在碗中打散，用沸水沖開，待溫後加蜂蜜調服。適合年老陰虧、皮膚乾燥、手足心熱、大便乾燥者。

決明枸菊飲：菊花六克，枸杞子、決明子各三克，沸水沖泡，每日代茶飲用。適合煩躁易怒、兩目乾澀、視物模糊的陰虛體質者。

百合麥冬茶：百合、麥冬各六克，枸杞子、黃精各三克，沸水沖泡，代茶頻飲至味淡。可清熱潤肺，適合口燥咽乾、咳痰帶血等症。

西洋參麥冬飲：西洋參五克，北沙參十克，玉竹十克，麥冬十克，放入杯中，沸水沖泡，濾汁，加適量蜂蜜代茶飲。可養陰潤肺、生津止渴，適合陰虛內熱見久咳、乾咳少痰、咽喉乾燥疼痛、口乾口渴者。

補陰不等於多喝水

口渴是陰虛體質者最典型的表徵之一，故有人以為多喝水就好。然而陰虛並非是喝水少引起的，所以補陰也不是多喝水就能解決的問題。

陰虛口渴者，喝了水之後很快就會小便。這是因為他們運動太少，火力弱，水分不能及時被蒸化利用；而補陰可以提高人體利用水的能力，體內津液逐漸增多，自然就緩解口渴。因此補陰不等於多喝水，反而需要我們進行飲食、運動、生活等各方面的調整。

少熬夜，睡「子午覺」

陰虛體質的人經常感到眼澀、口乾，容易失眠、盜汗，連續熬夜勢必加重陰虛內熱的症狀，甚至誘發疾病。建議一定要少熬夜，如果因為工作原因而無法正常入眠，可嘗試睡「子午覺」。即晚上十一點至凌晨一點睡「子覺」，上午十一點至下午一點睡「午覺」。這兩個時段正是人體養陰、蓄能的關鍵時刻，能使身體陰陽平衡，補充精力，降低熬夜所帶來的不適。

房事要節制，以蓄養陰精

房事讓人歡愉，也消耗體力，因為會相對分泌大量的腺液和各種激素，古人亦有「一滴精十滴血」之說。所以秋冬季節養生，應該順應自然界的收斂規律，節制房事，以蓄養陰精。

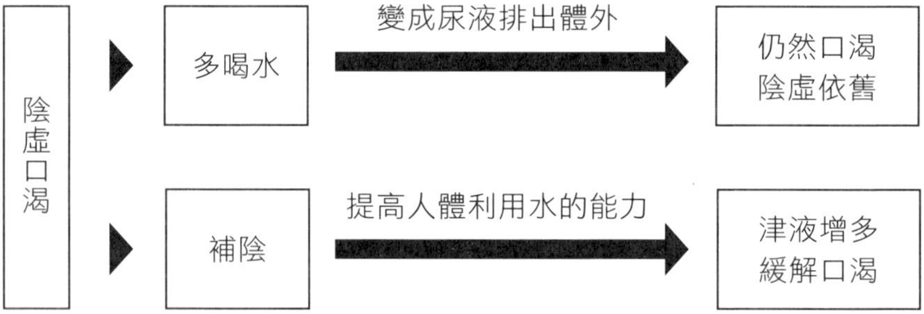

控制情緒，心平氣和才養陰

陰虛體質者性情多暴躁易怒，乃肝陰虛或肺陰虛所致。怒傷肝，憂傷肺，無論養肝還是養肺，首先要心情舒暢，心平氣和，切忌悲憂傷感，才能滋養肝肺二陰。

居家環境要安靜

如果長期處於噪音之中，容易產生煩躁易怒的情緒，或者引起血壓升高、神經衰弱，讓陰虛有機可乘，所以居家環境一定要安靜，避免噪音干擾。可將窗戶玻璃改裝成雙層，隔音效果較佳；選用木質家具，臥室和書房的地板選擇木板材質，因為它們的多孔性纖維可以吸收噪音；牆面則用壁紙、壁布等吸音較好的材料，來減弱雜訊。

保護眼睛，避免乾燥、疼痛

由於津液減少，陰虛體質的人會經常感覺眼睛乾燥、疼痛，所以要減少用眼時間。中醫認為久視傷血，血液也是津液的一部分，看電腦、手機或電視時，最好四十分鐘至一小時左右就要休息一下，休息時可遠眺或做眼球保健操。

第二章

陽虛體質

畏寒怕冷，精神不振

陽虛體質自我測試

症狀	沒有	很少	有時	經常	總是
畏寒怕冷，夏天也不喜歡吹電扇或冷氣	1	2	3	4	5
精神不振，有氣無力	1	2	3	4	5
四肢發冷，腰膝痠痛	1	2	3	4	5
體形偏胖，肌肉鬆軟不實	1	2	3	4	5
面色㿠白而浮腫	1	2	3	4	5
小便頻繁，大便稀溏	1	2	3	4	5
舌胖色淡，高齒痕	1	2	3	4	5
性功能減退	1	2	3	4	5
喜歡吃熱的食物	1	2	3	4	5
性格較內向，少言寡語	1	2	3	4	5

得分總計：

計分方法：原始分＝各個項目分數相加。

轉化分數：0 ～ 100 分。轉化分數＝（原始分－ 10）／ 40×100。

判定標準：陰虛體質轉化分數≧ 50 分，判定為「是」；40 ～ 49 分，判定為「傾向是」；＜ 40 分，判定為「否」。

陽虛體質的症狀

●畏寒怕冷，手腳冰冷

中醫認為：「陰虛生內熱，陽虛生外寒」。體內陽氣不足，抵禦不了外界的寒冷，身體自然就會出現畏寒怕冷的症狀。若陽氣衰微，無力推動氣血運行至神經末梢，四肢就會因氣血不足，導致產生的熱量少而冰涼。如果手足冰涼且伴隨失眠，就是陽氣極度虧虛的表現了。

●大便溏泄，夜尿頻繁

如果動不動就拉肚子，或者大便不成形，並伴隨有噯氣、口臭等症狀時，小心是陽虛在作祟。陽虛會導致「完穀不化」，即大便中夾雜著未消化的食物，亦即消化不良。這是因為體內陽氣不足，胃腸功能減弱，食物不能被完全消化就直接排出了。

夜尿多是腎對水液的固攝功能出了問題。「腎開竅於前後二陰，主水、主藏」，它控制著大小便，有管理人體水液分布、儲藏、排泄的功能。所以夜尿頻多，並伴有畏寒怕冷、舌胖苔厚等現象時，很可能是腎陽虛的表現。

●體形虛胖，面色晄白

中醫界有個說法「胖人多陽虛，瘦人多陰虛」。這是因為，肥胖之人大多飲食失調，時間久了，就會導致脾失健運，消化不良，痰濕內困，滯留體內而致肥胖。也就是說，肥胖主要是由人體脾腎陽虛產生的水濕、痰飲所致。

面色晄白是指臉色白得發亮，但沒有血色。如果伴有面部浮腫，或者體形虛胖，多屬陽虛體質。

●少言懶語，易疲倦

人的精氣神也是身體健康的晴雨計，如果精神不振，易疲倦，是因為體內陽氣不足，人體的動力減弱，所以表現為身體困頓，萎靡懶動，少言懶語，對什麼都提不起勁。

●舌苔白胖，高齒痕

舌頭邊緣有齒痕，多因舌體胖大而受齒緣壓迫所致，所以齒痕舌常與胖大舌同現，多見於脾陽虧虛者。由於過食生冷食物，或者外感寒邪，導致脾陽虧虛，運化失常，舌頭受到濕盛影響，就會腫大，進而出現舌苔白膩，舌頭兩側邊緣有齒痕等症狀。

●白天不正常出汗

有些人大白天動不動就會出汗，尤其是天氣並不熱，也沒有吃到刺激性的食物，就只是正常吃飯，或者活動了一下就大汗淋漓。這種不明原因地經常出汗，在中醫上稱為「自汗」，屬於陽虛。自汗多因肺氣虛弱、衛陽不固、津液外泄所致，故常伴有神疲、乏力、氣短、畏寒等陽氣虛損的症狀。

晚上睡覺時容易出汗是盜汗，則屬陰虛，多伴有五心煩熱、口咽乾燥等症。如果自汗、盜汗並行出現，則是陰陽兩虛。

●腰膝痠軟，性功能減弱

陽痿、早洩、遺精等性功能減弱的原因有很多種，但根本的原因都是腎陽不足，導致腎精虧虛所致。腎陽虧虛者，同時還伴有腰膝痠軟、怕冷、腰部喜暖的症狀。

●宮寒則易不孕、痛經

腎藏精，主生殖，為先天之本。女性宮寒、易痛經，甚至不孕，都與腎密不可分。腎陽不足，不能溫煦子宮，子宮就會寒冷，故容易出現下腹墜脹、經期疼痛等症狀。同時，子宮虛冷，也就不容易攝精成孕了。

人為什麼會陽虛？

什麼是陽？為什麼要補陽？

什麼是陽？前面已經提過，凡是明亮的、興奮的、運動的、強壯的、熱的、上面的、外面的事物都屬於陽。就如植物沒有陽光不能生存，人體若沒有陽氣，會失去新陳代謝的動力，不能供給熱量，生命即行終止。

陽氣儲藏在腎臟裡面，腎是先天之本，乃男子藏精、女子藏血之處。人體正常的體液，都需要陽氣來養護推動。陽氣充足調和，人才會精力充沛，健康長壽。故體內陰虛需要滋陰涼補，陽虛就要壯陽熱補。

中醫對陽虛的認知

陽虛，是指體內陽氣不足與虛衰的一種病理現象。陽氣具有溫潤肢體和臟腑的作用，如果其有不足或虧虛，則會使身體功能減退或衰弱，反應低下，便容易出現一派虛寒的徵象。所以有陽虛的狀況，一定要趕快進行飲食、運動和生活方式的調理，儘快補足陽氣，使身體達到良好的陰陽平衡狀態。

補陽後需及時收斂或補陰

大多數的壯陽藥材和食物，都是性熱而燥的，單純補陽，雖然陽氣補上去了，但可能會導致身體上火。所以在壯陽之後，要及時收斂或補陰，才能將陽氣保存在體內，達到最佳的補陽效果。也可以在壯陽食材中加點醋，醋是走肝經的，肝遇酸則收斂，可以發揮收斂陽氣入內的作用，但要注意不可過量食醋。

白天是補陽的好時機

《黃帝內經》說：「陽氣者，若天與日，失其所，則折壽而不彰」。護陽氣是養生治病之本。補陽，最簡單的辦法就是日光浴，也就是俗稱的「曬太陽」。太陽只有在白天出現，故白天是補陽的好時機。

為什麼要在春夏養陽？

四時交替，陰陽消長，人體陰陽也隨之變化，養生應順應春夏秋冬的季節，來選擇適宜的食物和藥物，故有「春夏補陽，秋冬補陰」一說。春季是陽長陰消的開端，陽氣升發，當以辛溫升散助陽為主；夏季是陽長陰消的鼎盛期，天氣炎熱，天地之間充滿陽氣，正是陽虛體質者補陽的大好機會。秋冬天氣漸涼，陰氣偏盛，應以滋陰收斂為宜。

補陽不等於壯陽

補陽屬於補法，壯陽屬於治療法。雖然只有一字之差，但兩者不能畫上等號，陽虛體質者千萬要注意。

補陽適應症：畏寒怕冷、手足冰涼、肢體關節冷痛、倦怠嗜睡等虛寒症。

溫馨小叮嚀

日光浴的注意事項

日光浴要講究時間和方式。

時間要求：宜選擇在上午十～十一點，此時陽光充足，光線也柔和，曬太陽的效果最好。時間長短因人而異，青壯年每次一～二小時，老年人三十分鐘左右即可。

方式：要在室外曬太陽，不能隔著玻璃，否則很難達到應有的效果。最重要的是曬背部，因為背部有一條不可忽視的經絡——督脈。督脈有「陽脈之海」的稱呼，總督一身之陽氣。把背曬熱、曬舒服了，人體的陽氣也就充足了。

壯陽適應症：陽痿、滑精、腰膝痠痛、小便頻繁等精氣虛耗類病症。

簡單來講，補陽主要是陽虛體質者調理身體；壯陽則更著重於性功能方面的調節。

補陽飲食有宜忌

體溫偏低、腰背部怕冷、動不動拉肚子或大便不成形、手足發涼等，都是陽虛體質者最典型的表徵，所以建議這類人，要多吃一些溫熱的或具有溫陽散寒作用的食物，例如在天冷時吃羊肉、韭菜等；少吃柿子、甜瓜、苦瓜等性寒生冷之物，宜溫補而不宜清補。

第一招 效果絕佳的十大補陽中藥

◆鎖陽

又名地毛球，味甘，性溫，歸脾、腎、大腸經。能補腎益精、潤燥通便，適用於陽虛導致的陽痿、遺精、腰膝痠軟以及腸燥便祕等症。用量為五～九克，水煎服；或入丸、散；或熬膏。陰虛火旺、脾虛泄瀉及實熱便祕者禁服。

◆鹿茸

味甘、鹹，性溫，歸肝、腎經。其為較貴重的中藥，具有補精髓、助腎陽、強健筋骨、抵抗衰老的功效，適用於腎陽不足導致的畏寒肢冷、陽痿早泄、宮冷不孕、腰脊冷痛等症。用量為一～二克，研細末沖服；或入丸、散，隨方配製。服用時應從小劑量開始，緩緩增加，不宜驟用大量。陰虛火旺、肺有痰熱或有胃火者不可服用。

◆杜仲

味甘，性溫，能溫腎、強筋骨、安胎，適用於腎陽虛而致畏寒肢冷、腰痠、小便失禁、胎動不安等症。用量為六～九克，煎湯、浸酒或入丸、散。陰虛火旺者慎服。

◆巴戟天

又名雞腸風、三角藤等，性微溫，味甘、辛，歸腎、肝經。具補腎助陽、祛風除濕的功效，適用於陽痿、尿頻、小腹冷痛、月經不調、宮冷不孕、腰膝疼痛及筋骨痿軟無力等。用量為三～九克，水煎服；或入丸、散。陰虛火旺者，有濕熱者不可服用。

◆仙茅

又名地棕，性熱，味辛，有小毒，歸肝、腎、脾經。具有溫補腎陽、強壯筋骨的功效，適用於腎陽虛衰而致陽痿精冷、宮冷不孕、小便失禁、胃腹冷痛等。用量為三～九克，水煎服；或入丸、散。陰虛火旺者慎用；因燥烈有毒，不宜久服。

◆淫羊藿

味辛、甘，性溫，歸肝、腎經。具有補腎壯陽、強筋祛濕的功效，適用於腎陽虛引起的陽痿、宮寒不孕、肢冷畏寒、腰膝痠痛、尿頻、風濕痹痛等症。用法為三～九克，水煎服；或浸酒，熬膏；或入丸、散。陰虛火旺、陽強易舉者不可服用。

✦補骨脂

味辛、苦，性溫，歸腎、脾經。具有補腎健腰、固精縮尿、溫脾止瀉、納氣走喘的功效，適用於腎陽虛而致腰背痠疼、陽痿早泄、精神疲乏、遺尿尿頻、虛寒喘嗽等症。用量為六～九克，水煎、浸酒或入丸、散。陰虛火旺者忌服。

✦續斷

味苦、辛，性微溫，歸肝、腎經。具有溫補腎陽、強筋調血的功效，適用於肝腎不足引起的腰膝痠軟、遺精、陽痿、女性白帶過多、崩漏、骨折等症。用量為九～十五克，水煎服；或適量研末外敷。初痢勿用，怒氣鬱者禁用。

✦益智仁

味辛，性溫，歸脾、腎經。具溫脾暖腎的功效，適用於腎陽不足所致的遺精、夜尿頻繁等。用量為三～九克，水煎服；或入丸、散。陰虛火旺及因熱而患遺滑崩帶者忌服。

✦肉桂

性熱，味辛、甘，歸腎、脾、心、肝經。具有溫補腎陽、溫經通脈功效，適用於腎陽不足而致陽痿遺精、痛經閉經；虛火上浮、上熱下寒所致的頭暈耳鳴、虛寒吐瀉、產後瘀滯腹痛等。用量為一～四．五克，水煎服；或研末沖服，一次一～一．五克。陰虛火旺者不可服用；有便血、吐血等出血症狀不可服用；孕婦不可服用。

第二招 中醫師推薦的十大補陽食物

補陽的飲食原則

宜選擇溫陽的食物。溫陽為溫補全身的陽氣，包括溫腎陽、心陽、脾陽等。

宜選擇通陽、壯陽的食物。通陽是指溫通陽氣，通陽食物適用於肢體寒冷疼痛，如生薑、香菜、大蔥等。壯陽的食物有海蝦、動物腎臟、韭菜等，可以提高人體性功能。

兼顧收斂補陰。前面我們講過，補陽壯陽的食材多數火性比較大，過量容易燥火上炎，故在溫陽基礎上，應輔以養陰，並兼顧脾胃，諸如搭配喝一些銀耳羹、蓮子湯。

把握春季養陽時機。春季萬物萌發，天之陽氣上升，與春之陽氣相應，身體代謝旺盛。春日養陽飲食宜淡，適合選用利於升發陽氣，又清淡可口富有營養的甘、辛、溫之品，少食酸收之味。但還要注意：補陽氣，而不燥熱；微刺激，而不辛辣；略甘潤，而不甜膩。

肉蓯蓉雞絲湯

【材料】肉蓯蓉二十克，雞肉二百五十克，紅棗兩枚，玉米粒一百克，薑片、鹽各適量。

【做法】1. 將雞肉洗淨，切成雞絲；肉蓯蓉用清水洗乾淨，切片。

2. 將雞絲、肉蓯蓉、紅棗、玉米粒、薑一起放入砂鍋內，倒入適量清水，以中火燉三小時，出鍋前加入少許鹽調味即可。

【補陽功效】補腎壯陽。

【適用病症】腎陽虛導致的精神不振、陽痿、遺精、腰痛、尿頻等。

十大補陽食物

生薑

性微溫，味辛，歸肺、脾、胃經。具有祛散風寒、發汗解表、溫胃止嘔、解毒的功效，適用於外感風寒、頭痛、咳嗽、胃寒嘔吐等症。陰虛內熱者不可服用。

◆韭菜

又名起陽草，性溫，味甘、辛，歸肝、腎、胃經。具有補腎溫陽、益肝健胃、行氣導滯、潤腸通便、止汗固澀、固精等功效，適用於陽痿、遺精、反胃、盜汗、尿頻、女性月經病和帶下、跌打損傷、吐血、鼻出血等症，尤其適合便祕、寒性體質者以及產後乳汁不足女性食用。多食韭菜不易消化，因此陰虛火旺、有眼病和胃腸虛弱的人均應少食。

◆南瓜

性溫，味甘，歸脾、胃經。具有補中益氣、平肝和胃、解毒殺蟲、降糖止渴的功效，適用於久病氣虛、脾胃虛弱、氣短倦怠、便溏、糖尿病等症。氣滯濕阻者慎食。

◆核桃

性平、微溫，味甘，具有補腎溫肺、潤腸通便的作用，腎陽不足、精神萎靡、腰膝冷痛、尿頻及肺虛久咳的人最適合。腹瀉、陰虛火旺者不可多食。

◆羊肉

味甘，性溫而不燥，歸脾、腎二經。具有補腎壯陽、暖中祛寒、溫補氣血、開胃健脾的功效，適用於胃虛腰痛、形瘦怕冷、病後虛寒、產後大虛等症。外感時邪或內有宿熱者忌服。

◆蝦

性溫，味甘、鹹，歸肝、腎經。具有補腎壯陽、通乳托毒、化瘀解毒、通絡止痛、益氣等功效，適用於腎虛陽痿、遺精早泄、乳汁不通、筋骨疼痛、手足抽搐、身體虛弱、神經衰弱等症。患有皮膚疥癬、過敏性鼻炎、支氣管炎、過敏性皮膚炎的人不可食用；有宿疾者或正值上火之時也不可食用。

◆海參

性溫，味鹹，歸心、腎經。具有補腎益精、養血潤燥的功效。適合虛勞羸弱、氣血不足以及腎陽不足而導致陽痿、遺精、小便頻數之人食用。罹患急性腸胃炎、細菌性痢疾、感冒、咳痰、氣喘、出血兼有瘀滯及濕邪阻滯的患者不可食用。

◆黑芝麻

性平，味甘。可補肝腎和潤五臟，改善肝腎精血不足引起的頭暈、白髮、脫髮、腰痠背痛、腸燥便祕等症。

◆香菜

味辛，性溫，歸肺、胃經。能消食下氣、醒脾調中、發表透疹，輔助升發體內的陽氣。罹患胃潰瘍、腳氣、口臭及狐臭者不宜食用。

✦豬腎

性平，味鹹，具有補腎益精的作用，是中醫學「以臟養臟」理論的具體表現，適用於腎虛所致的腰膝痠軟、陽痿、遺精、排尿異常等症。其膽固醇、普林含量均高，高膽固醇及痛風患者不可多食。

第三招

補陽動一動，發熱產能暖全身

早起拍手升發陽氣

中醫認為，手是陽氣的大本營，腳是陰氣的大本營。早晨旭日東升，天地間的陽氣開始展發，此時拍手可以振動陽氣，促進其升騰，疏通全身的氣機。

- **實心拍手法**：十指分開，手掌對手掌，手指對手指，均勻用力拍擊。開始可以輕拍，之後逐漸加重，以自己雙手能承受的最大力度去拍手，打擊面要全，刺激性才大，否則發揮不了刺激手掌穴位和反射區的作用。時間以二十～三十分鐘為宜。
- **空心拍手法**：手掌弓起，拍手時只拍到手指尖和手掌的邊緣部分。由於打擊面縮小，效果略差，需要將時間延長至三十～四十分鐘。
- **局部拍手法**：手指對拍、掌心對拍、掌背互拍、虎口對拍等。噪音及對他人影響小，適合早上時間緊迫的上班族，可在辦公室或上班途中進行，想起來就拍，時間不限。

呼吸入丹田，把陽氣吸進肚子裡

呼吸入丹田的方法很簡單，就是把陽氣吸進肚子裡。人體的能量來自於丹田，也就是腹部之下。對於陽虛的人來說，天氣晴朗的早晨，面對著太陽呼吸（吐納），將吸進體內的陽氣，儘量送入丹田的位置（肚臍下方），這就是最自然的「吸陽」大法。

【祕訣1】先呼後吸：呼吸之所以叫做「呼吸」，因為呼在前，吸在後，古代又稱作「吐故納新」。呼吸時，先將身體內的濁氣吐出去，把地方騰出來，再把太陽的陽氣吸入到丹田的位置。

【祕訣2】口呼鼻吸：用口呼氣的時候，身體的能量能夠通達四肢、體表的各個部位；用鼻子吸氣，氣才能通過任脈，深入丹田。

【祕訣3】閉眼深呼吸：眼睛閉上，精神內守，能夠有效減少人體能量的消耗。閉眼的同時，呼吸一定要深長，保證人體內的濁氣排出體外，同時將陽氣吸進去。

【祕訣4】舌頂上顎：上顎乃是任督二脈的交接之地，舌頂上顎時，能夠快速將督脈分散出去的能量，收回到丹田之處。

扭腰功，也能強腎壯陽

腰為腎之府，所以腎虛者多表現為腰部痠痛。扭腰功是一套目前比較流行，且非常有效的強腎壯陽功法，簡便易學，收效迅速，不受場地、時間限制，在家裡、辦公室和旅途中都可以練習。

●動作要領

1. 雙腳與肩同寬站立，身體略微前傾，雙腳腳趾緊緊向下抓住地面，雙手用力撐開，掌心朝內護住丹田處（肚臍下方），兩手拇指、食指圍成圓圈或愛心形狀，正好放在丹田處。以脊椎為軸心，兩胯帶動整個臀部向左做圓形扭腰。轉圈時雙肘和雙手都在原位置固定不移，就像新疆舞裡腦袋移動但雙手不動的動作。（圖1）

2. 向左方轉二十圈後，再向右方轉二十圈。如此反覆變換方向轉動，時間二十～三十分鐘。（圖2）

陽虛的胖，按摩腹部來消除

如果人到了四、五十歲中年發福，就會肌肉鬆軟，肚子像自備救生圈，體型為中廣

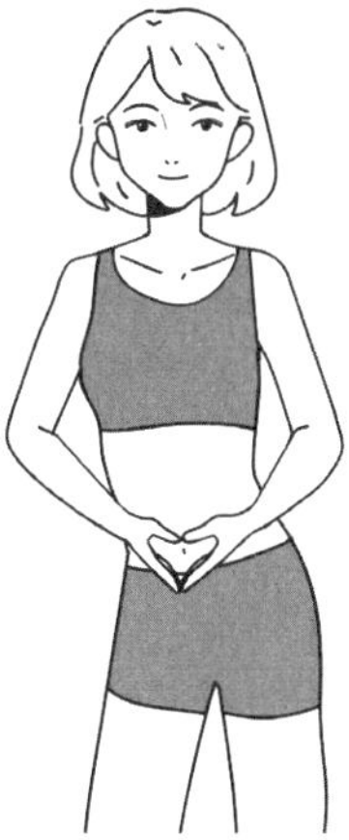

（圖1）

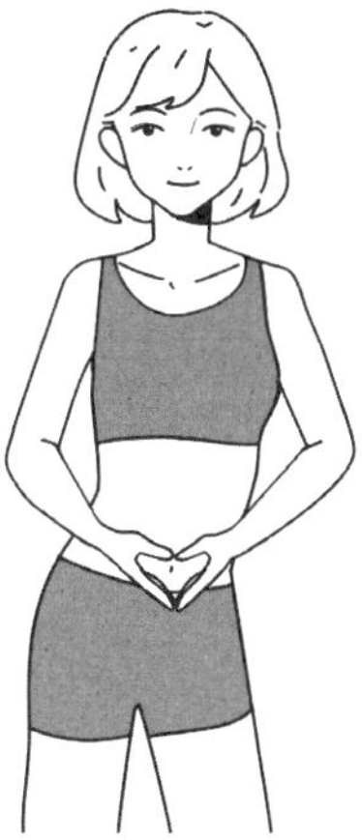

（圖2）

身材。這種「災難」通常是脾腎陽虛的胖。解決辦法很簡單，只要補陽就能成功瘦下來，因為陽氣可以燃燒脂肪，也能推動痰濕運行，進而將這些引發肥胖的毒素排出體外。所謂無毒一身輕，身體毒素若是得以排除，陽虛者的臟腑則不受其害，陰陽調和自然就能氣血充盈、身體康健。推薦陽虛的肥胖者經常按摩腹部，補陽的同時還可增強臟腑功能、調節身體免疫力等。

壯陽摩腹法

每晚臨睡前躺在床上，雙手重疊放在腹部，先順時針按摩兩分鐘，再逆時針按摩兩分鐘。然後翻身，請家人在後背部進行簡單推拿，重點推督脈（督脈行於脊背部的正中線，為陽脈之海，其脈氣與各陽經都有聯繫，有總督一身陽氣之說）。每次疊掌推督脈一百次就可振奮陽氣。

【壯陽原理】

中醫認為，背為陽，推拿背部可以補充一身陽氣。且陽虛的人，一般脾胃功能都不佳，消化不好，經常按摩腹部，可以增強脾胃和其他臟腑的生理功能，也是一種補陽的輔助方法。

第四招

簡、便、廉、驗，中醫外治補陽法

運用補陽大穴，效果翻倍

申脈穴——體寒者的純陽大藥

申脈穴屬於足太陽膀胱經，有補陽益氣、疏導水濕的功效，可以快速調動人體陽氣，陽氣足則寒邪自散。號稱體寒者的純陽大藥，非常適合陽虛體質、寒性體質的人經常按摩。

【取穴方式】位於足外側，外踝正下方凹陷處。

【按摩方法】用手指點揉申脈穴，以感覺微微痠脹為度。

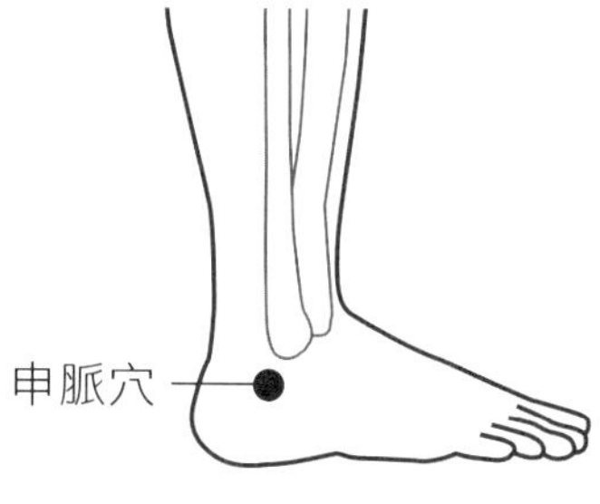

大椎穴——陽中之陽，統領一身陽氣

大椎穴是足三陽經與督脈的交會穴，被稱為「陽中之陽」，具有統領一身陽氣的作用。按摩大椎穴可貫通陰陽，強壯身體，預防感冒。

【取穴方式】低頭，摸到頸後凸起最高處，其下方就是大椎穴。

【按摩方法】用拇指指腹按揉大椎穴，每次二～三分鐘。

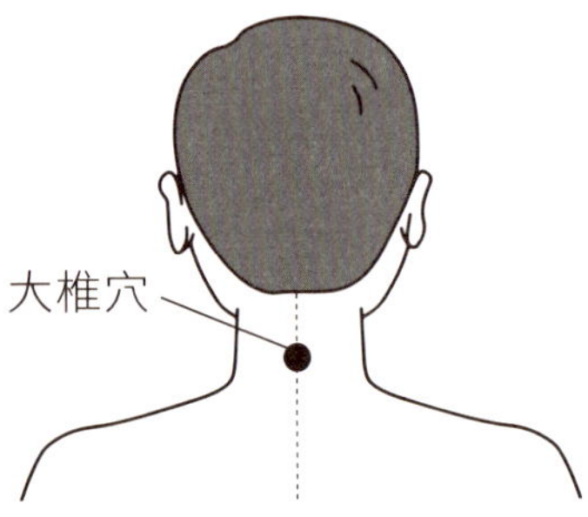

打通督脈，調節一身陽氣

督脈主要循行於人體後正中線以及頭正中線上。從循經路線上看，其位於背部，背為陽，所以對全身陽經脈血有統率、督促的作用，亦有「總督諸陽」和「陽脈之海」的別稱，能調節一身陽氣。

打通督脈的方法有很多，最簡單方便的就是滾背法。

【操作方式】在地板鋪上墊子，雙腳屈膝，雙手抱住膝蓋處，在軟墊上打滾。注意打滾時以頭臀為兩頭，讓背部脊椎受力，像小船似的兩邊搖。

順著陽經運行拍打，通陽氣

身體出現睏倦身重、痠楚乏力時，是體內濕邪偏盛，痹阻肌表所致。此時順著陽經運行的方向，從上往下，反覆拍打身體，可以通達陽氣，緩解症狀。

拍背部

取坐位或俯臥位，用手掌沿著背部正中線或中線旁開的兩側，從頸背交界處（大椎穴）附近開始，一直往下拍打至腰骶部。力度適中，循環反覆，拍打五~十分鐘，至背部有發熱感為宜。

拍腿部膽經

腿部膽經位於下肢外側中線，止於第四足趾外側端。取站位或坐位，雙膝關節屈曲呈九十度，手握空拳或空掌，從髖關節開始，沿著大腿外側正中一直拍打至小腿外側，循環反覆，拍打五~十分鐘，至腿部有發熱感為宜。

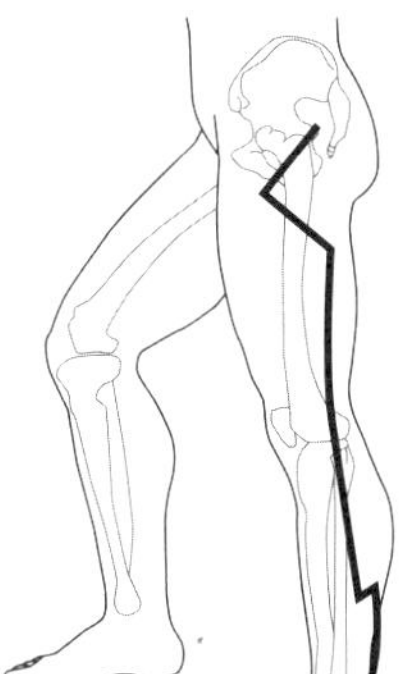
拍膽經

曬太陽兼按補陽穴，讓體內陽氣滿滿

曬太陽的同時按摩補陽穴位，可謂雙管齊下，能讓體內陽氣滿滿。

● 晨起曬手按勞宮穴，補養心肺之陽

早晨太陽徐徐升起之時，雙手掌心向上，讓兩隻手的勞宮穴（位於掌區，橫平第三掌指關節近端，第二、三掌骨之間偏於第三掌骨。握拳屈指時，中指尖盡處即是該穴）面對太陽，做深呼吸。時間五～十分鐘，可補心肺之陽。

● 午時曬百會、風池穴，陽氣貫通督脈

冬天的中午是曬太陽最寶貴的時間。摘掉帽子，讓陽光直接曬到頭頂的百會穴（頭部前髮際正中直上五寸，或兩耳尖連線的中點處）上，可以養腦補陽。曬五～十分鐘後，轉身，低頭，改曬風池穴（後頸部後頭骨下，兩條大筋外緣陷窩中，相當於耳垂齊平），讓陽氣貫通督脈。

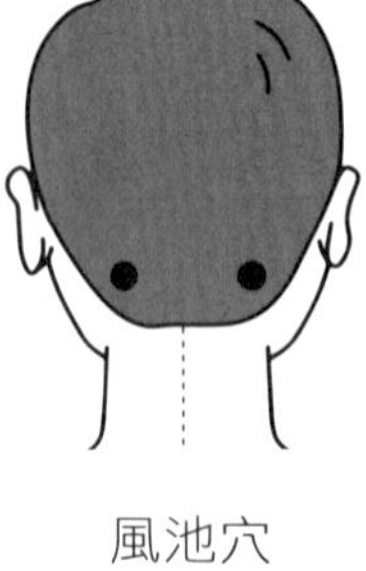
風池穴

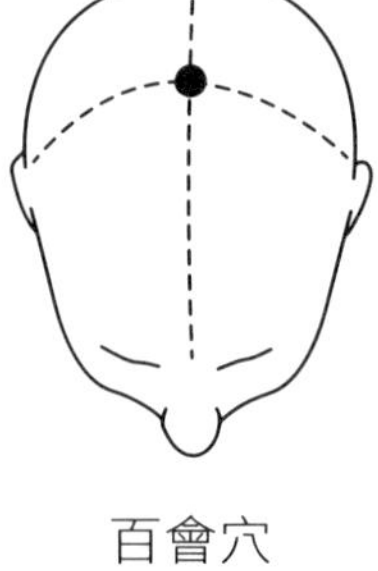
百會穴

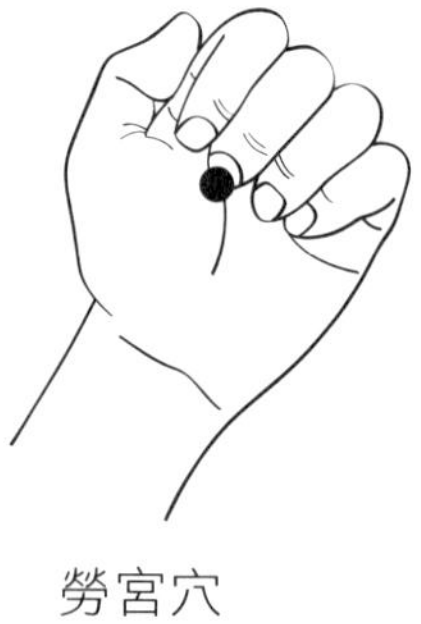
勞宮穴

● 傍晚沐浴晚霞，叩擊雙側腎俞穴

傍晚，讓晚霞的餘暉再照耀我們一次。一邊曬太陽，一邊手握半拳，雙手叩擊兩側的腎俞穴。下午五~七點，正好是腎經當令，此時曬太陽並叩擊腎俞穴，可以在腎經值班時，將太陽最後一點陽氣，吸收到我們的腎裡，此乃保養陽氣的方法。

艾灸可補充人體陽氣

《醫學入門》中云：「藥之不及，針之不到，必須灸之」。艾草性純陽，又具備灸通經絡的作用，本身就對治療寒邪、陽虛有奇效。

陽虛體質者可以每天或隔天用艾灸法（艾條距皮膚二~四公分處）灸以下三個穴位，每次每穴灸五~十分鐘，可溫腎固陽。

艾灸神闕穴

神闕穴就是肚臍，又名臍中，是人體生命最隱祕、最關鍵的要穴，乃任脈上的陽穴。陽虛體質者可持艾條

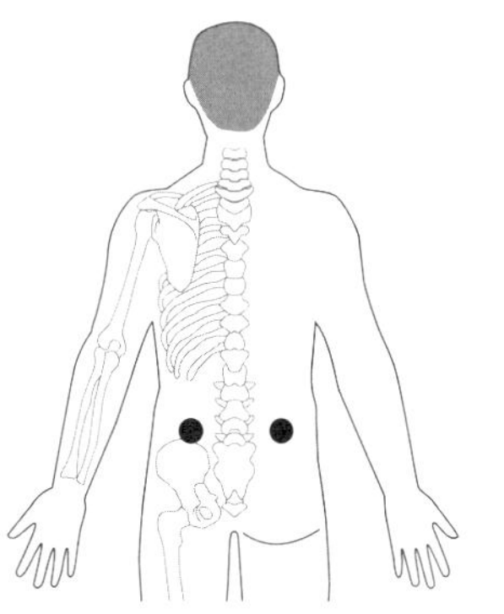

腎俞穴

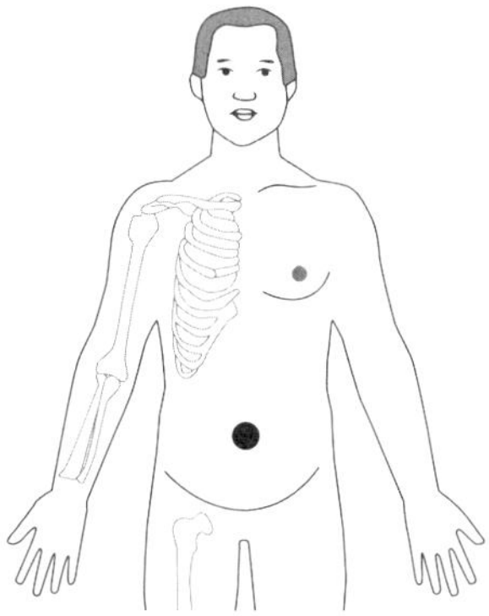

神闕穴

懸灸此穴五～十分鐘，能補腎培元、溫陽固脫。

艾灸命門穴

命門穴位於後背第二腰椎下方，即神闕穴（肚臍）的正後方。其屬督脈，督脈為總督人一身陽氣之脈，宜用艾灸罐溫灸此穴二十分鐘，以補充陽氣。

艾灸關元穴

關元穴屬任脈，在神闕穴下方三寸，即四橫指寬處。艾灸關元穴可以溫補陽氣，臨床上多用於泌尿、生殖系統疾患。可用隔薑灸，每次灸五～七壯（隔薑灸就是在穴位上放置二～三公釐厚的薑片，再將艾絨捏成一個花生大小的艾炷，點燃艾炷來溫灸，此是一壯）。

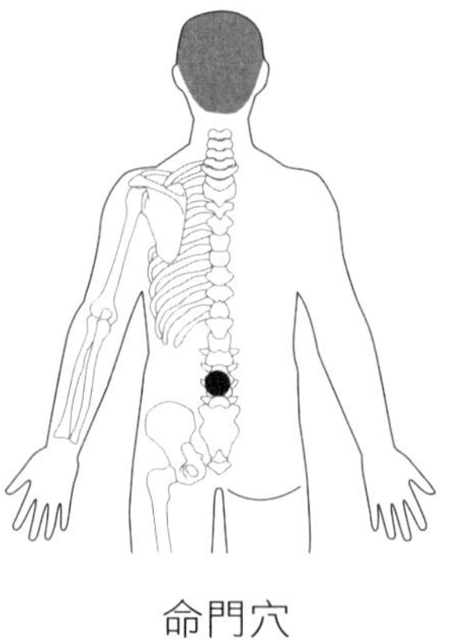

命門穴

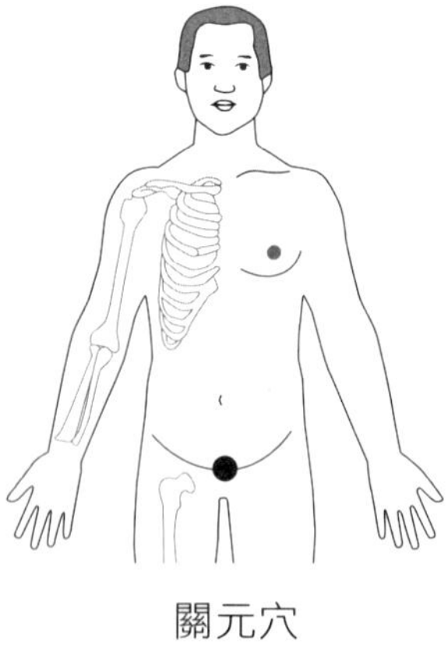

關元穴

於身柱穴拔罐，改善陽氣不足

拔罐能逐寒祛濕、疏通經絡、行氣活血、拔毒瀉熱。拔罐補陽法，可以重點拔後背的身柱穴。從位置上來看，該穴是督脈、手足三陽經的交會穴，幾乎人體所有和陽氣相關的經脈，都能與身柱穴搭上關係。它猶如晴天巨擘，乃一身陽氣的支柱，故拔罐補陽，其乃重中之重。

【取穴方式】位於後背，從兩側肩胛下角連線與後正中線相交處，垂直向上推四個椎體（此處為第三胸椎），其棘突下的凹陷處即是。

【拔罐方法】單罐法拔身柱穴，一般留罐十～十五分鐘。

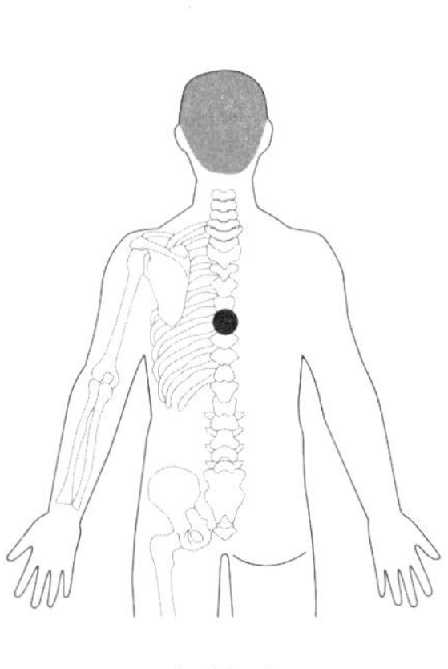

身柱穴

提醒 建議還是請中醫師執行拔罐較為安全

刮痧補陽瀉火大法

若患有陽虛火浮症，可採用刮痧以補陽瀉火，最簡單有效的方法就是刮整個背部。中醫認為，背部是督脈和膀胱經所處的區域，五臟六腑的精氣集中於背俞穴，陽氣較盛。督脈總管全身之陽經；膀胱經則是人體最大的排毒管道，也是身體抵禦風寒的重要屏障。

【刮痧方法】刮痧者雙手同時握住刮痧板，在患者背部自上而下進行刮痧，避開脊椎。刮痧時間以二十分鐘左右為宜，速度要緩慢均勻。

睡前泡一泡扶陽足浴湯

對於手腳冰涼的陽虛患者來說，每天睡前泡一泡扶陽足浴湯，既能補陽又能助眠，可謂一舉兩得。

●製作方法與足浴方式

1. 準備一個放中藥材的小布包。
2. 不同年齡的人使用不同的藥材：六十歲以上老人取生薑兩片，花椒一小把；青壯年男女取艾葉一把，赤芍十片；女性取紅花（亦稱草紅花）一撮，丁香一把。
3. 把藥材放進小布包中，浸入熱水裡，然後製成足浴湯泡腳二十～三十分鐘。水溫以自己習慣為宜，六種藥材全用也可以。

第五招 中醫補陽之生活調養

少吹冷氣，靈活穿衣，多保暖湧泉穴

夏季人體陽氣趨向體表，毛孔、腠理均已打開，養生應該順應自然界陽氣升發的規律，以助其吸納。然而，現代人習慣夏天吹冷氣、電扇，導致寒邪犯於肌表，最為損傷陽氣；所以夏季應該儘量少用空調，少吹電扇，以自然風為好。

《黃帝內經》云：「陽虛則生寒」，百寒足下起。這是因為腎經起於足底，而足部很容易受到寒氣的侵襲。對於陽虛體質者來講，做好足部保暖是補養腎陽的好方法，如冬天要及早穿厚襪子、棉鞋，以暖足固腎；夏天睡覺時，不要將雙腳正對冷氣或電扇；不要赤腳在冰冷的地板上行走；洗完腳後及時擦乾等。

「腎出於湧泉，湧泉者足心也。」足部有個要穴湧泉穴（蜷足時位於足底前部凹陷處），每晚睡覺前輕輕按揉它，可達到養腎固精之功效。

不要熬夜，最好晚上十點前躺平

多數人的睡覺時間越來越晚，凌晨一點之前還沒入睡的大有人在。「陽氣盛則寤（醒來），陰氣盛則寐（入眠）」，夜晚進入最佳睡眠狀態應該在子時，即晚上十一點至凌晨一點。子時是膽經開竅的時間，膽乃中正之官，是陽氣的生發地，人體的陽氣都是由膽經發送到各系統中，以提供它們動力能源。

需要注意的是，晚上十一點至凌晨一點膽經當令，睡覺是對它最好的保護。所以晚上十點左右睡覺最好，可以保證十一點前進入熟睡狀態。

七情過激易傷陽，注意調整情志

中醫認為，「七情內傷，暴喜傷陽」。陽氣藏於體內，心神浮躁，則其易於耗散，

溫馨小叮嚀

衣服鞋襪不過緊，保暖效果更好

陽虛體質者由於體內陽氣不足，血液的新陳代謝減緩，手足（尤其是指尖、腳尖等神經末梢）部位的血流不暢，所以總是出現手腳冰涼的現象。除了足部保暖外，還要注意所穿的衣服和鞋襪一定要寬鬆，不要過緊。因為衣服與身體之間有一定的空間，可以防止體內熱量散失。如果衣服和鞋襪太緊，除了感覺不舒適外，熱量也會散失得快，不利於保暖。

出現心悸、精神恍惚等情形。現代人的壓力、焦慮太多，讓身心都處於高度緊繃狀態。長期的情緒偏激，可能使身體產生情志內傷，人的陽氣就會越來越衰弱。

《黃帝內經》又云：「和喜怒而安居處」。意思是告誡人們，要適當處理情緒，安心所處的環境，才能防止七情內傷而致病。具體來說就是掌控生活節奏，學會心理調適，避免過度的情志刺激。日常生活可以寄情山水，習練琴棋書畫。遇到不順心的事，儘量找人傾訴或痛哭一場，以防情緒鬱結影響身體健康。

早起喝一杯補陽茶，一天都陽氣十足

一日之計在於晨，早晨喝一杯補陽茶，一整天就會陽氣十足。這裡推薦沙苑子茶，食材超簡單，即沙苑子八克，綠茶兩克。先將沙苑子搗碎，然後與綠茶一同放入茶杯內，用沸水沖泡，十五分鐘後即可飲用。常喝此茶可補益肝腎、澀精止遺，適用於虛勞泄精、陽痿不舉、腰膝痠軟等陽虛症。

房事要節制有度，過頻耗精損陽

補陽，也需要規律和諧的性生活。中醫在房事養生方面，是提倡節制有度而不是禁慾。例如《黃帝內經》主張在節慾的同時，對房事採取科學的方法。美滿的性生活可以增加性激素的分泌，對提高陽氣、改善性慾有不錯的效果，但過頻則會耗精損陽。

第三章

氣虛體質

及時補氣，就是補命

氣虛體質自我測試

症狀	沒有	很少	有時	經常	總是
說話低弱無力，聲音小	1	2	3	4	5
容易氣短心慌	1	2	3	4	5
經常感到全身倦怠、乏力	1	2	3	4	5
動不動就感冒、咳嗽	1	2	3	4	5
生病後抗病能力弱且難以痊癒	1	2	3	4	5
活動量稍大就容易出虛汗	1	2	3	4	5
容易頭暈或站起來時眩暈	1	2	3	4	5
肌肉鬆軟，臀部下垂	1	2	3	4	5
食慾差，經常腹脹，大便困難	1	2	3	4	5
面色萎黃或淡白，頭髮沒有光澤	1	2	3	4	5
得分總計：					

計分方法：原始分＝各個項目分數相加。

轉化分數：0～100分。轉化分數＝（原始分－10）／40×100。

判定標準：陰虛體質轉化分數≧50分，判定為「是」；40～49分，判定為「傾向是」；＜40分，判定為「否」。

氣虛體質的症狀

●氣短心慌，聲音低弱無力

氣短心慌是氣虛體質者最明顯的特徵，因為中氣不足，所以他們講話時，聲音低弱無力，聽起來有點怯聲怯氣，話說多了還會喘氣停頓，有一種接不上氣的感覺。

●全身倦怠乏力

中醫認為，「氣為血之帥」。氣虛，推動血液循環的動力就弱，血行遲緩，人就會氣短懶言，容易疲乏。

●稍微一動就流汗

有些人坐著不動都會出汗，或者稍微運動就大汗淋漓，這些症狀多是因為氣虛。「氣固體表」，能「攝血攝汗液」，氣足，人體就像磁鐵一樣吸引住汗液，讓它不往外泄；氣虛，人體則失去牽引力，汗液止不住地往外流。所謂「出虛汗」，原因就在於此。

●舌淡紅，舌邊有齒痕

氣虛者舌體胖大，舌淡紅，舌邊有齒痕。因其氣化功能較弱，不能將水濕氣化代謝出去，舌頭因為水分太多而致舌體胖大，然後受齒緣壓迫而有明顯齒痕。

●精神萎頓，面色淡白

多見於心氣虛。由於心氣不足、鼓動無力，就容易出現心悸胸悶、精神疲憊，隨著症狀日漸加重，還會表現為面色淡白、自汗等現象。這種氣虛體質最宜益氣養心，適合的中藥材有人參、白朮、炙甘草等。

●體形虛胖，肌肉鬆散

氣虛者體形多胖，前面曾提過陽虛者也多肥胖，那麼如何判斷胖是氣虛還是陽虛導致的呢？主要看他是否整天無精打采、氣喘吁吁，說起話來總是細聲細氣。氣是人體的動力，動力不足，人就會變得不愛說話、不愛運動、不愛冒險。氣虛推動無力，血液無法充分滋養臉部，所以他們總是白白胖胖的，正所謂「其人肥白，多屬氣虛」。

●經常腹脹，大便困難

脾氣虛弱，身體就會出現中氣下陷的症狀，具體表現為食慾差、消化不良、經常腹脹、大便困難等，這都是因為脾氣過於虛弱，無法正常運化水穀精微之物的緣故。

●動不動就感冒

如果動不動就感冒，而且病情綿延，久久不癒，多半是氣虛。氣虛體質者由於體內正氣虛弱，無法抵禦外邪侵襲，一遇到冷風就容易噴嚏不斷，進而引發鼻塞、感冒、咳嗽等。

中醫認為，脾胃是氣血化生之源，氣虛體質者應避免飲食寒涼，以免損傷脾胃。日常更適合吃平性與溫性食物，中藥類如黨參、黃耆、茯苓、紅棗等，都是常見的補氣藥材，可適當食用。此外，適度規律的運動也有助於提氣、補氣，促進骨盆的氣血循環，對久坐辦公室的女性尤為重要。

溫馨小叮嚀

氣虛體質者和陽虛體質者的區別

氣虛體質者的症狀表現和陽虛體質者類似，都有肥胖、愛出汗、舌頭胖大有齒痕等現象，且都屬於虛性體質。

但兩者是有本質區別的：陽虛體質以陽氣虛、畏寒怕冷為主，氣虛體質也有這些傾向，但它最主要是反映在臟腑功能的低下，尤其是肺功能和脾功能相對弱一些。

人為什麼會氣虛？

什麼是氣？為什麼要補氣？

《黃帝內經》云：「人之所有者，血與氣耳」。說明氣血是維持人體生命活動的基本物質。氣屬陽，是人體的能量，按來源可分為三種：①先天父母所給予的，即藏在腎中的先天之精；②後天身體所獲得的，即透過脾胃吸收食物營養而來的後天之精；③透過呼吸所得。

中醫學裡講的氣，主要是指元氣，是生命的根本，它可以促進人體的生長，推動和調控身體各個臟腑、器官、經絡等生理活動。氣虛者常常表現出亞健康的狀態，如身體虛弱、乏力、面色蒼白、頭暈、畏寒、說話聲音小、氣喘等。所以，補氣也是在調理身體的亞健康。

中醫對氣虛的認知

人為何會氣虛？中醫界有云：「多言則氣乏」，意思是話多、大聲說話都是十分耗費氣的，故氣虛體質者常見於教師、演員、歌者等多言的職業。中醫認為，肺主氣，吸入則滿，呼出為虛。聲音的發出，有賴於氣的鼓動。簡單來講，就是說一句話得耗一分氣，經常說很多話、聲音又大，久而久之就會氣虛。

有些老年人性情急躁，說話嗓門特別洪亮，看起來好像「中氣十足」，其實這類人最容易氣虛。如果不加以控制，說話太急太快，不僅耗氣還會傷陰，出現陰虛陽亢的症狀，即口乾舌燥、口苦口臭、頭痛頭暈、眼乾、睡眠不穩定等不適；再嚴重些，還會出現支氣管擴張、短暫性的高血壓、腦出血等疾病。

引起氣虛的原因有哪些？

引起氣虛的原因有很多，最常見的如後頁圖所介紹的幾種。

夏季汗多，氣隨汗脫需補氣

在炎熱的夏季，我們會發現兩種極端的人：一種就是動不動就滿身大汗，另一種則是大熱天一點汗也不出。為什麼？因為衛氣虛則多汗，營血虛則無汗。營血虛在下一節「血虛體質」時會詳細討論，這裡重點簡述衛氣虛的多汗症。

何為衛氣？衛氣屬陽，行於脈外，如同一個衛士守護著我們的體表，衛氣虛了會導致「衛表失固」，門戶大開，體內的津液易於外泄，因此出現多汗。出汗多只是一味地補水，治標不治本，因為根源在於衛氣虛。

夏季氣虛汗多，可試試膠耆棗湯。取阿膠九克，黃耆十八克，紅棗十枚。用水煎煮黃耆、紅棗，水沸一小時後取湯，將阿膠放入藥湯中化開，服用湯汁，每日一劑。本湯中阿膠補血養顏；黃耆、紅棗補氣生血。

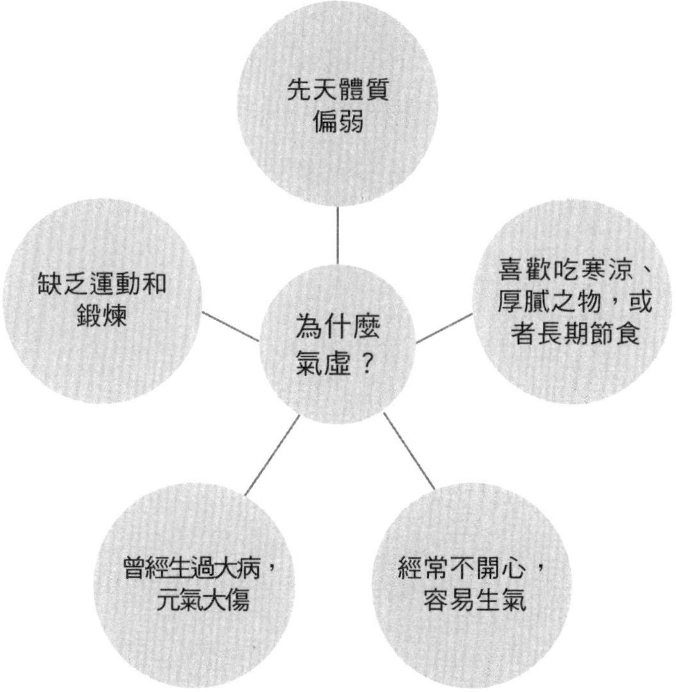

第一招 效果絕佳的十大補氣中藥

人參

味甘、微苦，性平，歸脾、肺、心經。具有大補元氣、固脫生津、安神益智、補益強身，適用於久病體虛、心悸心慌、肢冷、氣短、虛脫、心衰、神經衰弱等。能調節人體免疫功能。用量為三～九克，煎湯，亦可熬膏，或入丸、散。實證、熱證不可服用。

黨參

味甘，性平，歸脾、肺經。可補中益氣、生津養血、健脾益肺，適用於氣虛乏力、氣短、心悸、食少、便溏，氣津兩傷的口渴，氣血兩虛的面色萎黃、頭暈，以及病後體虛、營養不良等症。用量為九～三十克，煎湯，或熬膏，或入丸、散。實證、熱證忌服。

太子參

味甘、微苦，性平，歸脾、肺經。具有補肺健脾、益氣生津的功效，適用於脾氣虛弱的食少、倦怠、小兒清瘦、肺虛咳嗽、自汗、心悸，津液不足的口渴及病後氣陰兩虛等症。用量為九～三十克，水煎服。孕婦、表實邪盛者不宜服用。

◆黃耆

味甘，性溫，歸肺、脾經。具有補氣升陽、利尿托毒、斂瘡生肌的功效，適用於自汗、盜汗、浮腫、內傷勞倦、脾虛、泄瀉、脫肛及一切氣衰血虛之症。用量為九～三十克，水煎服。高熱、乾渴、便祕等實熱症者不可服用。

◆黃精

味甘，性平，歸脾、肺、腎經。具有補氣養陰、健脾潤肺、益腎、強筋骨等功效，適用於脾胃虛弱、體倦乏力、口乾食少、肺虛燥咳、精血不足、火熱內生、消渴（多飲、多食、多尿）、形體消瘦等症。用量為九～十五克，水煎服；或入丸、散；或熬膏；或可煎湯洗、浸酒擦等外用。中寒泄瀉及痰濕痞滿者不可服用。

◆白朮

味苦、甘，性溫，歸脾、胃經。可補氣健脾、燥濕利水、止汗安胎的功效，適用於脾氣虛弱的食少、便溏、倦怠，氣虛自汗水濕停滯的痰飲、水腫妊娠脾虛氣弱、脾虛胎氣不安、足腫等症。用量為六～十二克，煎湯，或熬膏，或入丸、散。陰虛燥渴、氣滯脹悶、熱病傷津者忌服。

甘草

味甘，性平，歸心、脾、肺、胃經。具有補脾益氣、清熱解毒、祛痰止咳、緩急止痛、調和諸藥的功效，適用於心氣虛、脾胃氣虛、咽喉腫痛、氣喘咳嗽、胃痛、腹痛等症。用量為一．五～九克，煎湯。實證脘腹脹滿、水腫者不可服用；不可大劑量久服。

靈芝

味甘，性平，歸腎、肝、心、肺經。補氣安神、止咳平喘、延年益壽的功效，適用於眩暈不眠、心悸氣短、神經衰弱、虛勞咳喘等症。用量為六～十二克，水煎服。實證慎服。

麥冬

味甘、微苦，性微寒，歸肺、心、胃經。具有養陰潤肺、益胃生津、化痰止嘔、清心除煩的功效，適用於肺燥乾咳、陰虛久嗽、喉腫痛、津傷口渴、內熱消渴、心煩失眠、腸燥便祕等症。用量為六～十二克，水煎服。脾胃虛寒、胃有痰飲濕濁及感冒者不可服用。

五味子

味酸、甘，性溫，歸肺、心、腎經。具有斂肺、滋腎、生津、收汗、澀精的功效，適用於肺虛喘咳、口乾口渴、自汗、盜汗、勞傷羸瘦、夢遺滑精、久瀉久痢等症。用量為一．五～六克，煎湯。外有表邪、內有實熱，或咳嗽初起、痧疹初發者忌服。

第二招 中醫師推薦的十大補氣食物

補氣的飲食原則

肺主一身之氣，腎藏元氣，脾為氣血生化之源。氣虛體質者除了要吃具有補氣功效的食物外，還要適度進食一些補益脾、胃、腎三臟的食材。

多吃根莖類食物。根據中醫同氣相求的原則，氣虛體質者宜多吃馬鈴薯、山藥、人參等根莖類食物。這類食材生長時全埋在地下，吸收和凝結更多地氣，從根本上就決定食物補氣的藥性。

多吃甘溫健脾胃的食物。例如糯米、粳米（台灣俗稱蓬萊米，即短圓型的白米）等穀物都有養胃補氣的功效；雞肉、牛肉等也有補氣健脾胃的效果。上述食材如果和人參、黨參、黃耆等補氣中藥一起做成藥膳，效果更佳，可以促進人體正氣的生長。

補氣同時勿忘補血。氣虛往往和血虛同時出現，因此補氣的時候也要補血，以達到氣血平衡。尤其是氣虛的女性，平時要多吃紅棗、小米、香菇等補氣益血的食材。

山藥排骨補氣湯

【材料】排骨五百克，山藥六百克，紅棗五枚，黨參十五克，薑片、蔥段、料酒、鹽各適量。

【做法】1. 排骨切小塊，洗淨後用涼水泡兩小時以上，其間換幾次水，讓血水充分泡出來，再汆燙瀝乾備用；黨參、紅棗分別洗淨備用。

2. 油鍋燒熱，放進薑片、蔥段炒出香味，然後放入排骨翻炒出油，加開水、料酒、黨參，大火燒開倒入砂鍋，小火燉四十分鐘。

3. 山藥去皮、洗淨、切滾刀塊，連同紅棗一起放入砂鍋中，繼續中火燉三十分鐘，加入少許鹽調味即可。

【補氣功效】補氣養血，還有美容效果。

十大補氣食物

山藥

味甘，性平，歸脾、肺、腎經。具有補脾養胃、生津益肺、補腎澀精等功效，適用於脾虛腹瀉、肺虛咳嗽等症。上火、有邪氣盛或者便祕的人要少吃。

蜂蜜

性平，味甘，歸脾、肺、大腸經。具有補脾氣、利肺氣、助消化、通腸道的功效，是上好的藥食同源保健品。痰濕內蘊、中滿痞脹及腸滑泄瀉者忌服。

馬鈴薯

味甘，性平，具有和胃調中、健脾利濕、解毒消炎、寬腸通便、活血消腫、益氣強身、美容和抗衰老的功效，適用於動脈硬化、肥胖者、孕婦、嬰兒等，尤其適合脾胃氣虛的人食用。腐爛、黴爛或芽眼較多者不宜食用。

鱔魚

味甘，性溫，歸肝、脾、腎經。能補氣血、強筋骨、除風濕，適用於氣血不足、體倦乏力、心悸氣短、頭暈眼花、久痢、便血或內痔出血、風濕、肢體痠痛、腰腳無力等症。凡是口燥咽乾、唇舌乾燥、大便祕結、尿少而黃赤者慎食。

粳米

味甘，性平，歸脾、胃經。具有養陰生津、除煩止渴、健脾胃、補中氣、固腸止瀉的功效，適合一切體虛、高熱、久病初癒、婦女產後、老年人、嬰幼消化力弱者。早粳米的顏色為半透明，米質也不怎麼好；晚粳米顏色為白色或者蠟白色，品質最好。所以，最好選擇後者食用。

◆糯米

味甘，性溫，歸脾、胃、肺經。具有補中益氣、健脾養胃、止虛汗、益肺氣的功效，適用於脾胃虛寒所致的反胃、食慾減少、泄瀉，氣虛引起的汗出、氣短無力、妊娠腹墜脹等症，可以補養人體正氣。消化功能弱者不宜食用。

◆花生

性平，味甘，歸脾、肺經。具有潤肺、和胃、補脾、通乳的功效，適用於氣血不足、經血不調、血小板減少症、消化不良、貧血、肺虛咳嗽、腸燥便祕、產後缺乳等症。體寒濕滯及腸滑便泄者不宜服用。

◆牛肉

味甘，性溫。民間有「牛肉補氣，羊肉補形」之說，吃牛肉有補益脾胃、扶持中氣、強健筋骨、化痰熄風的功效，對於氣血兩虧、久病體虛的人有很好的調養作用。烹煮牛肉時可以放一個山楂、一塊橘皮或少許茶葉，這樣肉比較容易爛，而且山楂和橘皮還有行氣的效果。

◆香菇

性平，味甘，無毒，歸肝、胃經。具有補肝腎、益氣血的作用，對氣血虧虛、不耐勞累等具有調理效果。特別是野生的香菇，補氣祛濕的功效更為明顯。脾胃寒濕氣滯者慎食。

◆雞肉

性溫，味甘，具有溫中補脾、益氣養血、補腎益精的功效。無論氣虛、血虛、腎虛，皆宜食之。民間對氣虛之人，有以黃耆煨老母雞的食療方，更能增加補氣作用。雞肉雖補，但不宜多食。

第三招

補氣就要動，中氣十足護全身

多做戶外運動，新鮮空氣補肺氣

肺主氣，司呼吸，外合皮毛，通調水道。肺氣虛，其主宣降、司呼吸、調節水液代謝、抵禦外邪的作用就會減弱，出現氣短自汗、聲音低怯、咳嗽氣喘、胸悶、易於感冒等症。

肺主呼吸，所以新鮮空氣是對肺最好的獎賞。早晨太陽升起之後，可到戶外做深呼吸以及瑜伽、健走、慢跑等有氧運動，並養成快吸慢吐的呼吸習慣，加大肺活量，以補肺氣。

補氣瑜伽，促進全身氣血循環

這裡介紹一套健脾補氣的瑜伽操，一共三個動作組成，可以保養內臟，促進全身氣血循環，預防因氣血不足誘發的早衰。

●屈膝轉腰式

坐姿，腰背部挺直，收小腹，左腿伸直，右膝彎曲，右手撐地，左手抱住右膝蓋外側，相互對抗，身體用力向右側扭轉。保持五~十個呼吸，然後換側進行。

【補氣功效】促進腰背部和腹部的血液循環，同時在扭轉的過程中，腹部會得到一個很好的擠壓，進而按摩腸胃，此為柔和地保養內臟、按摩消化系統的動作。

●抬臂轉腰式

坐姿，雙腳腳跟、腳心相對，讓腳跟儘量地靠近會陰部，身體倒向左膝蓋的方向。右手扶左膝蓋，然後左手向上充分伸展。保持五~十個呼吸，換側進行。

【補氣功效】充分打開體側，伸展體側的經絡，再促進腸胃消化，有助於消減腰部的贅肉。

●蝴蝶式

坐姿，雙腳腳跟、腳心相對，讓腳跟儘量地靠近會陰部，雙手抓住雙腳，壓低雙腿，直至雙膝都碰觸

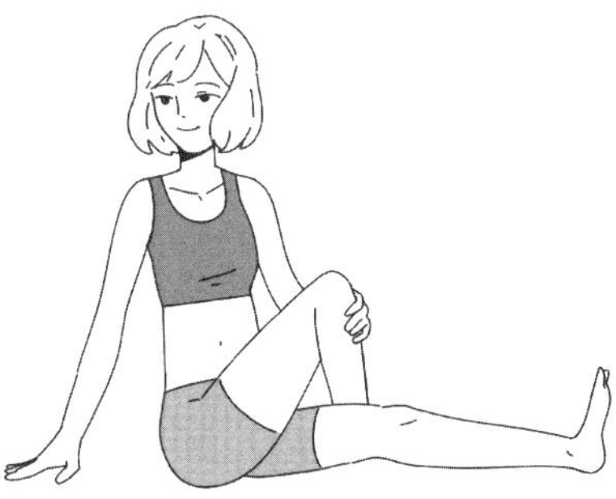

屈膝轉腰式

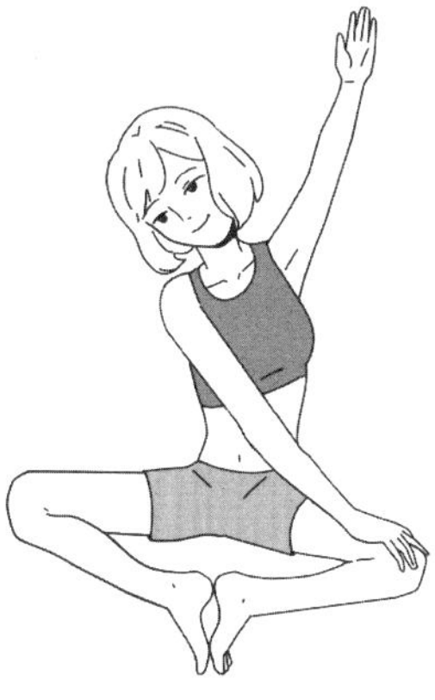

抬臂轉腰式

地面。吸氣，伸直腰背（圖1）；呼氣，整個上半身向下壓（圖2）。

【補氣功效】按摩兩側的腸道，促進腸蠕動，提升消化系統的功能，幫助宿便排出，緩解疲勞感。

常拍手，氣更足

在陽虛體質的章節，我們已經講過拍手法。其實拍手法不僅僅可以壯陽，還能補氣，透過拍手振動體內之氣，推動全身氣的運行。這裡介紹一個拍手補氣進階法——握拳擊掌拍手法。

【操作方式】一隻手用力握拳，一隻手張開，以拳擊掌。做此動作時，要配合腳步，邊行走或者邊踏步來握拳擊掌。

【補氣功效】強化手部、足部的末梢神經，加強全身氣血循環。

足部和手部一樣，都有很多反射區，它們通達全身的臟腑。在練習拍手法的同時，如果配合走路或原地踏步，手腳都能得到較佳的按摩刺激。

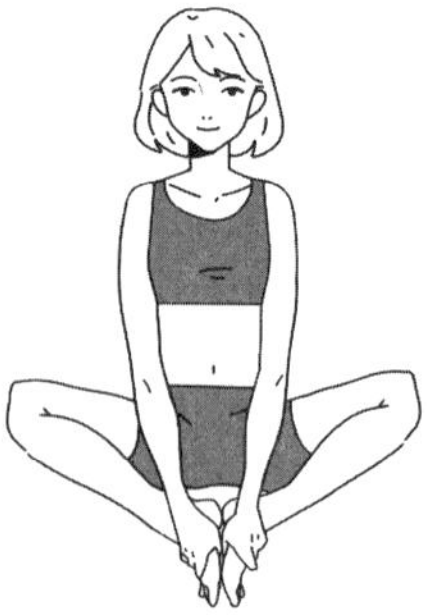

蝴蝶式（圖1）

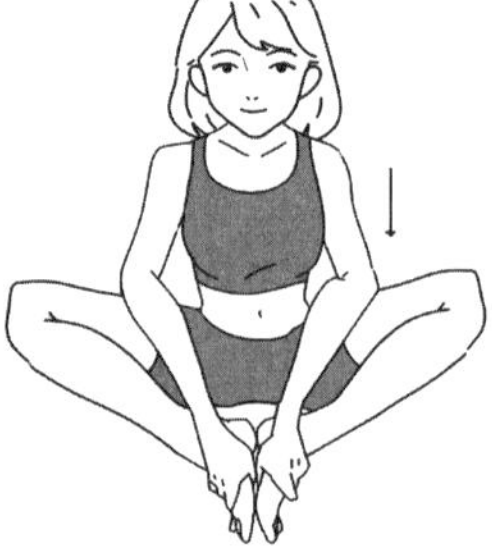

蝴蝶式（圖2）

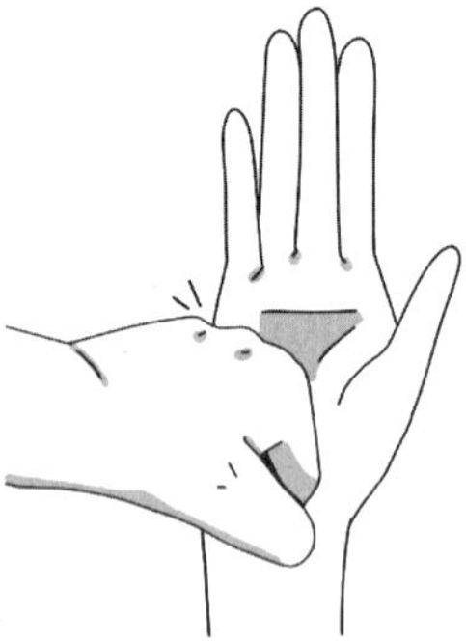

握拳擊掌拍手法

養氣呼吸吐納法，培養正氣

養氣呼吸吐納法是透過靜坐和呼吸，修復生命能量，恢復生命活動，貫通氣血，培養正氣（正氣是身體抗邪的能力，多指陰陽之氣、臟腑之氣）。可平衡陰陽、協調臟腑、疏通經絡、活躍氣機。

【操作方式】採取打坐姿勢，並根據自己身體適應程度，採用單盤腿、雙盤腿或不盤腿，以自然放鬆為標準即可。然後閉上眼睛、嘴巴，牙齒輕扣，只用鼻子通氣，採用腹式呼吸法，讓氣體在整個腹腔中呼、吸，以培養正氣。

第四招 簡、便、廉、驗，中醫外治補氣法

氣虛了，按摩疏通經絡來幫忙

不同的氣虛原因有不同的調理方法，但是按摩下面這三個穴位，無論調理哪種氣虛體質都適用哦！

按摩關元穴

關元穴具有培元固本、補益下焦之功，凡元氣虧損均可使用，尤其適合治療氣虛引起的痛經、眩暈、神經衰弱等症。

【取穴方式】位於下腹部肚臍正下方三寸（約四橫指寬）的位置。

【按摩方法】用手掌震顫關元穴。震顫法是指雙手交叉重疊置於穴位上，稍加壓力，然後交叉之手快速、小幅度地上下震動。操作不分時間、地點，隨時可做。注意不可過度用力，按揉時只要局部有痠脹感即可。

按摩氣海穴

本穴如同氣之海洋，故名氣海。其有培補元氣、補益回陽、延年益壽之功。

【取穴方式】位於下腹部，前正中線上，肚臍下一．五寸（約二橫指寬）。

【按摩方法】用食指、中指指尖按摩氣海穴，每次五～十分鐘，局部有痠脹感為宜。

按摩足三里穴

足三里穴是一個強壯身心的大穴，中醫認為它有調節

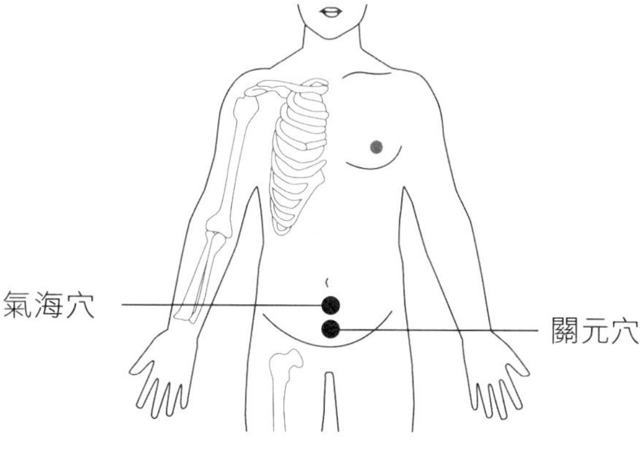

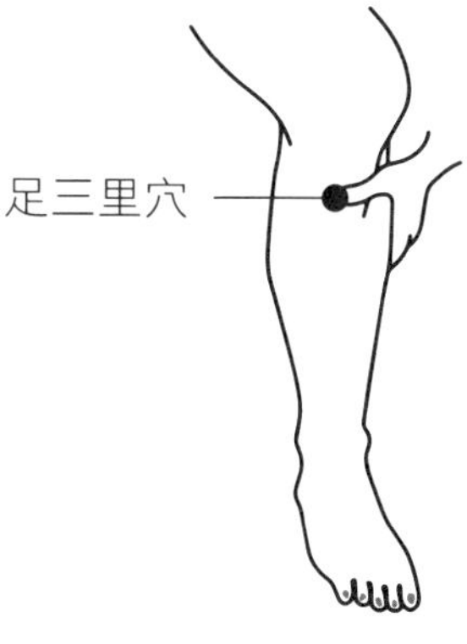

身體免疫力、補中益氣、通經活絡的作用。

【取穴方式】位於外膝眼下四橫指、脛骨邊緣旁開一橫指寬處。

【按摩方法】用拇指指腹著力於足三里穴，向下按壓、按揉十～十五分鐘。

刮痧疏通全身氣血瘀阻

人體的氣有三個來源，分別是先天元氣、後天脾胃吸收的飲食精微之氣，和自然界的清氣。所以，刮痧調理氣虛體質，要從培補元氣、健脾益氣、補氣益肺入手。

【刮痧手法】氣虛者體質虛弱，在刮痧時應以補法為主，即在操作時，力度要小些，速度要慢些，切忌用力過猛，以避免過度消耗體內津液，造成虛脫。

【刮痧方法】採用治療刮痧和保健刮痧相結合的方式。治療刮痧是指需要裸露刮痧部位，然後塗上刮痧油進行刮拭，刮完後會有痧象呈現在皮膚表面，一般三～七天刮拭一次，每次二十～三十分鐘。保健刮痧則是隔著衣服刮，不用出痧，以疏通經絡、調行氣血為目的，可以每天刮拭一～二次，每次十～二十分鐘。

【刮痧操作】

● **第一步：宣肺理氣。**

以下每個部位刮拭三十～三十六次。

①刮拭背部督脈：從大椎穴（背部，第七頸椎棘突下凹陷處）到至陽穴（背部，第七胸椎棘突下凹陷處）。

②刮拭背部膀胱經第一側線：從大抒穴（背部，第一胸椎棘突下，後正中線旁開一・五寸）經肺俞穴（背部，第三胸椎棘突下，旁開一・五寸），至膈俞穴（背部，第七胸椎棘突下，旁開一・五寸處）。

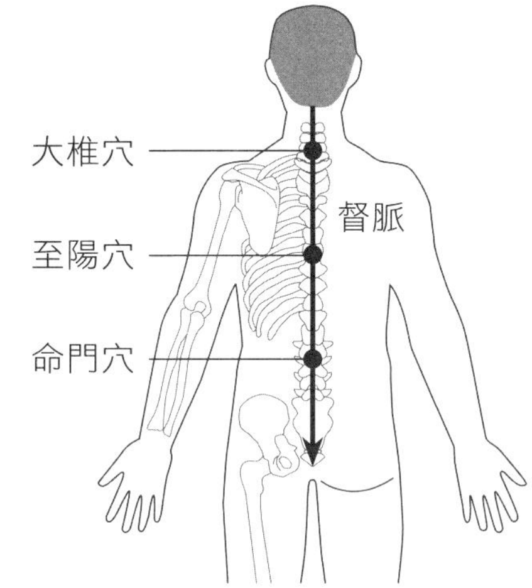

① 從上向下刮督脈

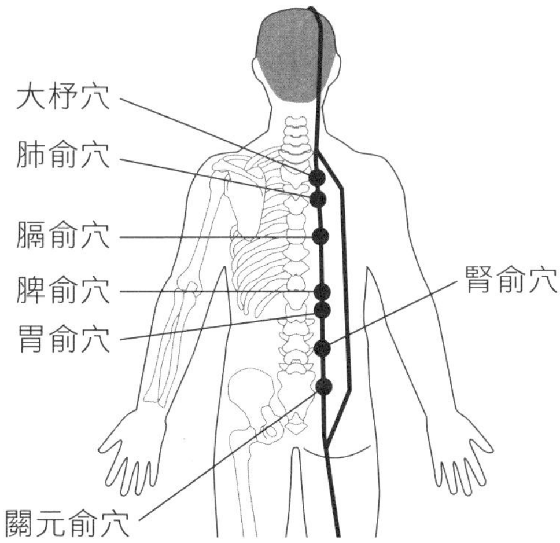

② 從上向下刮膀胱經

③刮拭任脈：從天突穴（前正中線上，胸骨上端凹陷中央）經膻中穴（前正中線上，兩乳頭連線的中點），至腹部氣海穴（前正中線上，臍下一．五寸處）。

④刮拭前胸部：從任脈向胸部兩邊刮拭。體瘦者可用刮痧板稜角沿肋骨間隙，向兩邊刮拭。

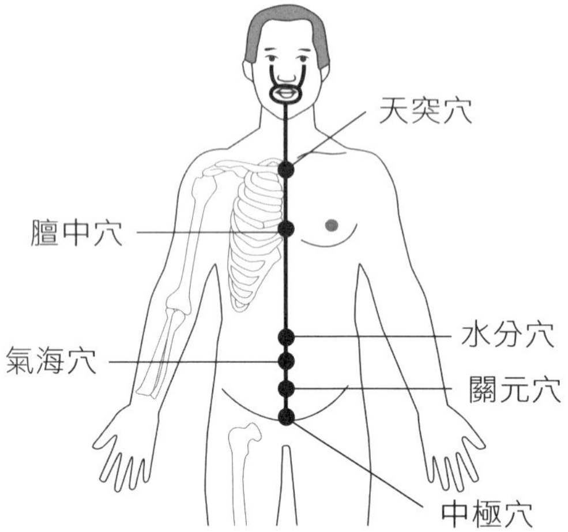

③ 從上向下刮任脈

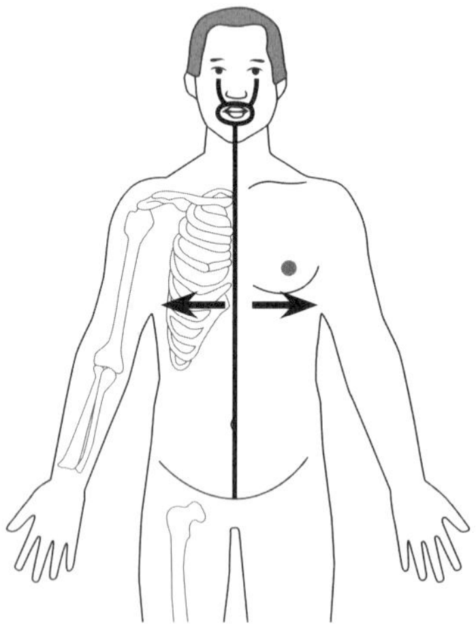

④ 從任脈向胸部兩邊刮拭

●第二步：健脾益胃，補氣培元。

以下五個部位刮拭三十～三十六次，湧泉穴可點按五十～一百次。

①刮拭背部督脈：從至陽穴（背部，第七胸椎棘突下凹陷處）經命門穴（背部，第二腰椎棘突下凹陷處），至腰陽關穴（背部，第四腰椎棘突下凹陷處）。

②刮拭背部膀胱經第一側線：從脾俞穴（背部，第十一胸椎棘突下，後正中線旁開一．五寸）經胃俞穴（背部，第十二胸椎棘突下，旁開一．五寸），至腎俞穴（背部，第二腰椎棘突下，旁開一．五寸）。

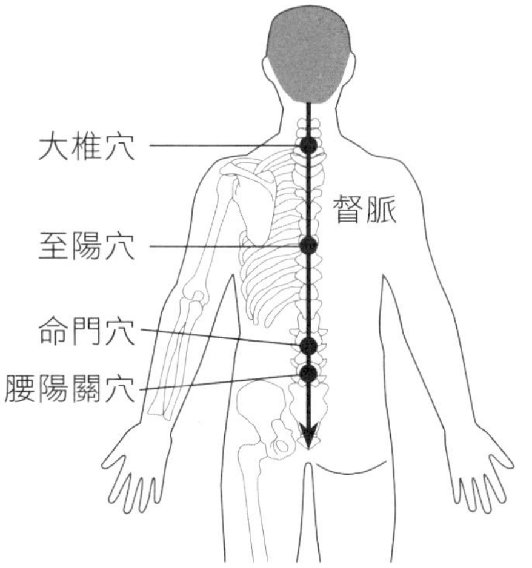

①刮督脈至陽穴至腰陽關穴

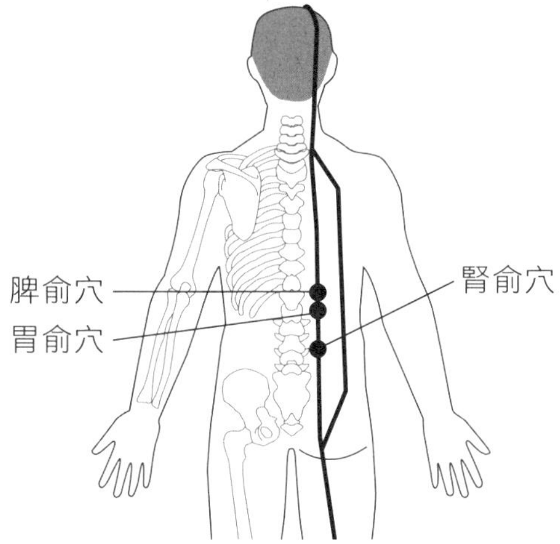

②刮膀胱經脾俞穴至腎俞穴

③刮拭腹部任脈：從上脘穴（上腹部，臍上五寸）經中脘穴（上腹部，臍上四寸），至下脘穴（上腹部，臍上二寸）。

④刮拭腹部胃經：重點刮拭天樞穴（腹部，臍旁二寸處）。胸腹部胃經並不是一條直線，從缺盆穴（鎖骨上窩中央，距前正中線旁開四寸）到乳根穴（乳頭直下，乳房根部，第五肋間隙，距前正中線旁開四寸）這段胃經，距離人體正中線旁開四寸；而從不容穴（上腹部，臍上六寸，距前正中線旁開二寸）到氣衝穴（下腹部，臍下五寸，距前正中線旁開二寸）這段胃經，距離人體正中線旁開二寸。

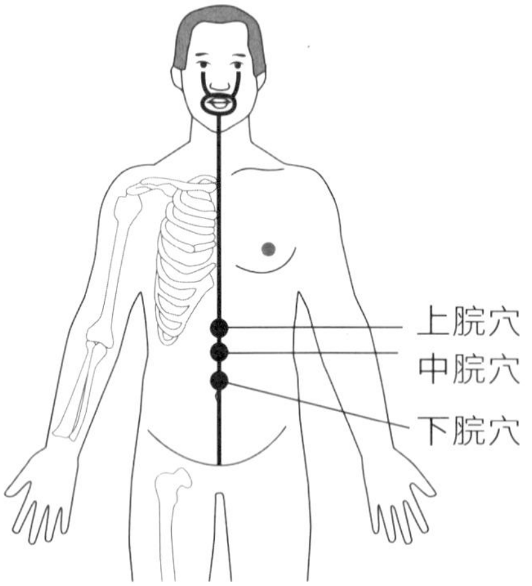

③刮任脈上脘穴至下脘穴

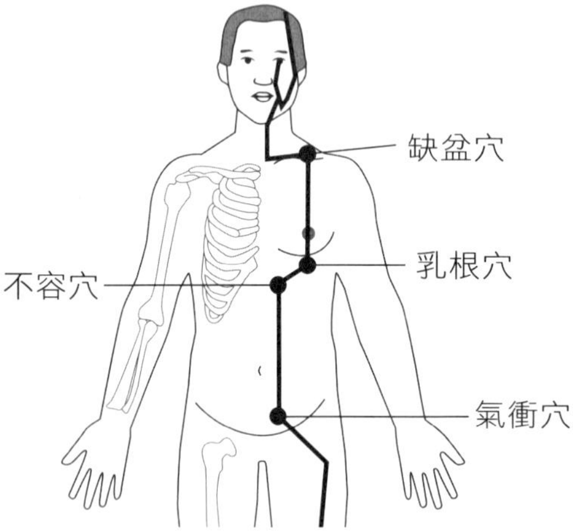

④刮胃經缺盆穴至氣衝穴

⑤刮拭下肢胃經：從足三里穴（外膝眼下四橫指、脛骨邊緣旁開一橫指寬處）經條口穴（在小腿前外側，外膝眼下八寸，距脛骨前緣一橫指），至下巨虛穴（在小腿前外側，外膝眼下九寸，距脛骨前緣一橫指）。

⑥點按（或角刮）足底湧泉穴（足前部凹陷處，第二、三趾趾縫紋頭端與足跟連線的前三分之一處）。

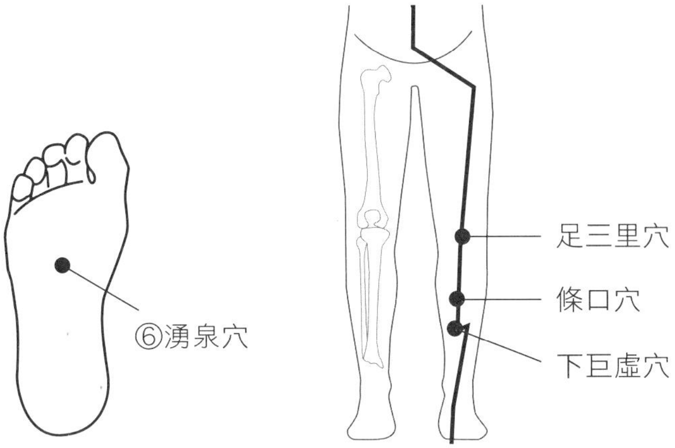

⑤ 刮胃經足三里穴至下巨虛穴

溫馨小叮嚀

刮痧通氣血的注意事項

1. 以上兩步治療刮痧可隔日進行操作，體虛者需慢慢調養，切不可貪心。

2. 刮痧時，如果穴位的具體位置把握不準也沒有關係，只要大致正確，穴位自然也會刮到。

3. 注意避風，防寒保暖，防止風邪、寒邪入侵。刮痧後喝一杯溫開水，可適當加點糖，以補充人體所消耗的熱量。

氣虛時，艾灸可補氣

人體無論罹患何種疾病，其根本原因都是由於自身陰陽失衡，正氣虛弱，正不壓邪，邪氣乘虛而入，阻塞經絡，導致身體氣血運行不暢所致。氣虛者怎麼補氣？可艾灸氣海穴、膻中穴和足三里穴，百用百靈。

氣海穴是人體元氣的海洋，可補元氣；膻中穴有上氣海之稱，可調益肺氣，排解憂鬱；足三里穴能補脾胃之氣。先天之氣、水穀之氣、清氣三氣同步，生命的原動力強了，身體想不好都難。

● **取穴方式：**

【氣海穴】位於下腹部，肚臍正下方一．五寸（二橫指寬）處。

【膻中穴】位於胸口，前正中線上，兩乳頭連線的中點。

【足三里穴】位於外膝眼下三寸（四橫指）、脛骨邊緣旁開一橫指寬處。

● **艾灸方法**

以上穴位可用艾條灸二十～三十分鐘，或者用艾炷灸五～十四壯。

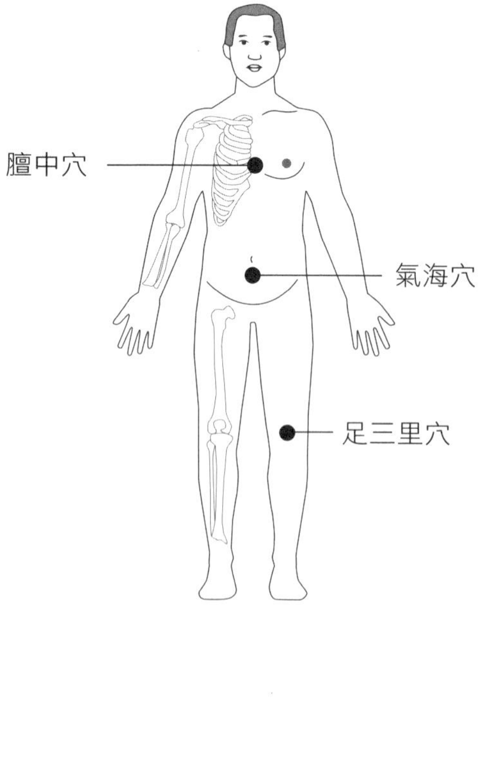

第五招　中醫補氣之生活調養

用爬樓梯代替電梯，加大呼吸強度

出門有車，上樓坐電梯，現代人走路的機會越來越少。這種便捷的生活方式，讓我們的呼吸變得短和微弱，氣息輕淺，肺活量越來越小。時間久了，雙腳也會呈現有氣無力，腳上六條經脈的氣不足，甚至可能會導致肝、膽、脾、胃、腎、膀胱的功能衰退。

用爬樓梯代替電梯吧！爬樓梯可以加大呼吸力度，增加肺活量，讓呼吸更加堅實、有力。呼吸力度加大後，會讓肺中的肺泡徹底擴張和收縮，氧氣被充分吸收後，輸送到身體每一個部位，疏通和溫煦各個臟腑。只要身體的組織器官都能舒暢通達，人體就會健康。

注意調整生活起居

氣虛體質者最怕季節轉換，氣溫驟升驟降。譬如說嚴寒酷夏，首當其衝病倒的，往往都是氣虛體質者。他們無病三分虛，大寒、冬至、夏至等節氣時氣流不暢，最是難挨；所以在季節交替或氣溫變化無常時，氣虛體質者要注意衣服的增減、空氣的流通、保暖和避暑等。

多聽讓人心情愉悅的音樂

氣虛體質的女性多心情憂鬱，這是由於肝氣鬱結於內的原因，因此要注意精神上的調控。首先，不能太勞累，不能太憂思；如果有心事，要找家人、朋友聊一聊，疏通情緒，排解鬱悶；其次，可以經常聽一些令人愉悅的音樂，保持快樂的心情。另外，還需要外出走走，投身大自然的懷抱，不僅有利於活躍肺氣，亦可使心情舒暢，精神振奮。

早吃熱、晚吃涼，補氣又溫陽

補氣溫陽有一個大原則，就是根據人體陰陽消長的變化規律順勢而為。拿一天為周期來看，變化規律大致是：從後半夜起陽氣始生，上午逐漸變得強盛，下午開始慢慢收斂，到晚上趨於潛藏體內，於是越晚人越感覺困乏而嗜睡。

所以中醫建議早餐和午餐食用溫熱的食物，有利於人體陽氣的升發；晚餐時適當食用涼性食物，有益於人體陽氣的收斂潛藏，幫助睡眠。不過這早吃熱晚吃涼怎麼吃？以下可以當作一日三餐菜單參考。

早餐：吃米飯、饅頭、麵包等主食，喝熱粥、熱牛奶、熱豆漿，暖身提神。
午餐：吃牛肉、羊肉、雞肉等溫熱性的肉食，搭配韭菜、洋蔥等蔬菜，來溫補陽氣。
晚餐：吃豆腐、白菜、白蘿蔔、芹菜等性涼安神的蔬菜，也可以吃些魚肉。

第四章

血虛體質要氣血雙補，以氣生血

血虛體質自我測試					
症狀	沒有	很少	有時	經常	總是
貧血，經量明顯減少或周期變短（少於四天）	1	2	3	4	5
面色蒼白或枯黃，嘴唇淡白或淡紅色	1	2	3	4	5
頭髮乾枯、分岔，早白或少量脱落	1	2	3	4	5
眼睛有乾澀、疲憊感	1	2	3	4	5
便祕或大便乾結	1	2	3	4	5
白帶很少，皮膚乾燥	1	2	3	4	5
指甲薄、脆，出現橫紋或豎紋或凹面	1	2	3	4	5
手足容易出現麻木、無力的症狀	1	2	3	4	5
健忘，記憶力下降	1	2	3	4	5
不明原因頭暈，尤其在勞累或運動後加重	1	2	3	4	5
得分總計：					

計分方法：原始分＝各個項目分數相加。
轉化分數：0 ～ 100 分。轉化分數＝（原始分－ 10）／ 40×100。
判定標準：陰虛體質轉化分數≧ 50 分，判定為「是」；40 ～ 49 分，判定為「傾向是」；
＜ 40 分，判定為「否」。

血虛體質的症狀

● 面色蒼白或枯黃，皮膚乾燥無潤澤

蒼白是血虛者最明顯的特徵，也就是常說的「面無血色」。血在脈中循行，內至臟腑，外達皮肉筋骨，不斷對全身的組織器官發揮營養和滋潤作用。如果血液虧虛，對肌膚和臟腑的濡養功能就會減弱，造成的直接後果就是面色蒼白、口唇淡白。不僅如此，血虛還會加速肌膚的老化，出現乾燥無光澤、長斑長皺紋等衰老的問題。

● 貧血，白帶少或經量明顯減少

血虛不是貧血，但貧血是血虛體質的重要體現。表現在女性身上，最明顯的就是經量明顯減少或天數減少（少於四天），或是經量雖然只是輕微減少，但周期推遲七天以上。上述情況如果持續兩個周期，就是體內血量不足的預警。

平時白帶較少，感覺陰道乾燥，尤其在性生活時不夠潤滑。這是因為肝腎陰血不足，失於血液和津液滋潤所致，也是血虛體質的主要症狀之一。

●頭髮乾枯萎黃，容易分岔或脫落

中醫認為，髮為血之餘，血為髮之本。頭髮的營養來自於血，故年少血氣充盛時，頭髮茂密、色黑而有光澤；年老肝血不足時，頭髮變白，易脫落。如果頭髮乾枯、分岔萎黃，或者過早脫落，都是血虛的表徵。

●不明原因的頭暈眼花、手足發麻

有些人很容易出現頭暈眼花或者手足發麻的情形，尤其是坐著的時間比較久，猛然改變姿勢時。此皆因體內血不足，頭部和手腳得不到充足的供養，以致有頭暈眼花或者手足麻木、無力的症狀。

●指甲薄脆有豎紋，指腹扁平

在中醫的眼裡，指甲是觀察肝血是否充足的窗口，如果它變薄、變脆，或出現橫紋、豎紋以及凹面等，都是在提示血虛。

●失眠健忘，記憶力下降

血為氣之母，血載氣以行。所以血虛的人常伴隨氣虛症狀，也會出現疲倦乏力、氣短、失眠，進而導致大腦昏沉不清醒、記憶力減退、思維能力下降。這種情況就要注意調補氣血，除了多吃紅棗、桂圓、當歸等補氣血的食材外，還要注意運動調養。有經濟能力的家庭，可以購置氧氣製造機，配合氧氣吸入。

● 眼睛乾澀、眼袋大、眼白發黃或有血絲

《黃帝內經》記載：「肝開竅於目」。肝藏血，眼睛很容易反映出一個人的肝血情況。眼睛乾澀、眼袋很大或眼皮沉重，通常都代表這個人肝血不足。看眼睛最重要的是看眼白的顏色，古人常說「人老珠黃」，其實指的就是眼白的顏色變得混濁、發黃、有血絲，這就表明氣血不足了。反之，眼睛隨時都能睜得大大的，則說明氣血充足。

● 經常心慌、心悸，在勞累或運動後加重

動不動就容易心慌，尤其在勞累或運動後加重，如果去醫院進行心電圖檢查，會發現沒有什麼異常，這就是血液流通不暢導致的症狀，但尚未構成疾病。

人為什麼會血虛？

什麼是血？為什麼要補血？

血液是生命活動的重要物質基礎，含有人體所需要的各種營養成分，內至臟腑，外達皮肉筋骨，不斷地對全身各組織器官進行充分的供給和滋潤，以維持正常的生理活動。如果血液虧虛，則營養和滋潤身體的作用就會減弱，出現神氣不足、倦怠乏力、面色蒼白無光澤、頭暈目眩、肢體麻木等現象。

可以說，血為生命之本，人體不可缺血。一旦出現血虛症狀，要及時補血。尤其是女性，因月經、孕產、哺乳等因素，更容易形成血虛體質，也就更應該注意補血。

中醫對血虛的認知

血虛是一個中醫名詞，乃指體內陰血虧損的病理現象。血虛，可由失血過多，或久病陰血虛耗，或脾胃功能失常、水穀精微不能化生血液等所致。中醫認為氣為血之帥，血為氣之母，故血虛很容易引起氣虛，而氣虛不能化生血液，又成為血虛的一個因素。由此可見，補血之前應做好補氣。

血虛不等於貧血，先別忙著補

說到血虛，很多人就認為相當於西醫的貧血，補血就行。這兩者可不是一個概念，西醫的補血是針對缺鐵性貧血而言，以補鐵為主。中醫的血虛是人體血液存量不足，側重調理人體血液和組織器官的平衡。

貧血：是指體內血紅蛋白數量減少，濃度低於正常值。一般成年男性血紅蛋白低於一二〇克／升，成年女性低於一一〇克／升，孕婦低於一〇〇克／升，視為貧血。

血虛：是指人體的總體血量不足，患者出現面色蒼白或萎黃、頭暈眼花、心悸失眠、手足發麻、女性月經量少等一系列症候群的概括。

夏季無汗是血虛

炎熱的夏季到了，但有些人就是不出汗，或者出汗很少，那麼他多半是血虛體質。清代醫學家程文囿在《醫述》中提到，「衛氣虛則多汗，營血虛則無汗」。在氣虛體質中，我們已經提過衛氣虛弱導致的多汗症，現在就來看看營血虧虛導致的無汗、少汗症。

中醫認為，營血屬陰，內有津液，身體由於運動、外界氣溫升高等導致體溫上升，因此出汗。然而，如果營血虛了，我們體內的津液就會不足，出現無汗的症狀，需要養血生津以滋其化源。這裡為大家推薦一款四紅補血粥，每日一劑，早晚分服，補血效果很好。如果配合後面提到的中醫外治療法和運動，則養足氣血效果更佳。

四紅補血湯

【材料】紅棗十二枚，枸杞子三十克，紫糯米（血糯米）五十克，紅糖三十克。

【做法】1. 紅棗、枸杞子洗淨，紫糯米淘洗乾淨。

2. 將紅棗、枸杞子、紫糯米放進鍋中，加入適量清水，置於火上；先用大火煮沸，然後改用小火煨，大約五十分鐘成粥。

3. 加入紅糖調勻即可。

【補血功效】養肝益血、補腎固精、豐肌潤膚。

第一招

效果絕佳的十大補血中藥

當歸

性溫，味甘、辛，歸肝、心、脾經。具有補血活血、調經止痛、潤腸通便的功效，適用於血虛引起的面色發黃、頭暈眼花、心慌失眠等症。用量為六~十二克，水煎服；或入丸、散，或浸酒，或熬膏。濕氣停滯在中焦所致的腹脹及大便溏泄者慎服。

熟地

又名熟地黃，性微溫，味甘，歸肝、腎經。具有補血滋陰、益精填髓的功效，適用於血虛引起的面色萎黃、頭暈眼花、心慌失眠、頭暈耳鳴、鬚髮早白、月經不調等症。用量為九~十五克，水煎服。脾胃虛弱、氣滯痰多、腹滿便溏者忌服。

白朮

味苦、甘，性溫，歸脾、胃經。具有健脾益氣、燥濕利水、止汗、安胎的功效，適用於脾虛食少、腹脹泄瀉、血虛肌膚發熱面赤、眩暈心悸水腫、自汗等症。用量為六～十二克，水煎服；或熬膏，或入丸、散。陰虛燥渴、氣滯脹悶者慎服。

◆白芍

性微寒，味苦、酸，歸肝、脾經。具有養血調經、斂陰止汗、柔肝止痛的功效，適用於陰虛血虧引起的月經不調、痛經、面色蒼白或萎黃、頭痛眩暈等症。用量為五～十五克，水煎服；或入丸、散。虛寒腹痛泄瀉者慎服。

◆枸杞子

又名枸杞，性平，味甘，歸肝、腎經。具有滋補肝腎、益精明目、益氣生血等多種保健功效，適用於血虛引起的面色萎黃、目昏不明、虛勞精虧、內熱消渴、眩暈耳鳴等症。用量為六～十二克，泡水喝或水煎服。外邪實熱、脾虛有濕及泄瀉者忌服。

◆雞血藤

性溫，味苦、甘，歸肝、腎經。具有補血行血、舒筋活絡的功效，適用於血虛引起的經閉、月經不調，或血瘀引起的手足麻木等症。用量為九～十五克，水煎服或浸酒。陰虛火旺者慎用。

◆阿膠

性平，味甘，歸肺、肝、腎經。具有補血止血、滋陰潤燥、安胎的功效，適用於血虛引起的面色萎黃、頭暈眼花、心慌、吐血、便血等症。用量為三～九克，烊化兌服。凡脾胃虛弱、嘔吐泄瀉、腹脹便溏、咳嗽痰多者慎用。

◆川芎

性溫，味辛，歸肝、膽、心包經。具有祛風止痛、理氣活血的功效，既能行散，上行可達巔頂（頭頂百會穴），下行可至血海穴。用量為三～九克，水煎服；或入丸、散。陰虛火旺、上盛下虛（心火盛於上，腎陽虛於下），及氣弱之人慎服。

◆何首烏

性溫，味苦、甘、澀，歸心、肝、腎經。具有解毒、消癰、益精血、補肝腎、烏鬚髮、養血活絡的功效，適用於血虛引起的頭暈、健忘失眠、疲倦乏力、鬚髮早白、腰痠遺精等症。用量為六～十二克，水煎服；或熬膏，或浸酒，或入丸、散。大便溏泄及有濕痰者慎用。

◆三七

性溫，味甘、微苦，歸肝、胃經。具有散瘀止血、消腫定痛的功效，適用於咯血、吐血、流鼻血、便血、崩漏、外傷出血、胸腹刺痛、扭傷腫痛等症。用量為三～九克，溫水吞服。孕婦慎用。

第二招 中醫師推薦的十大補血食物

補血的飲食原則

補血前先調理好腸胃功能。補血之品多滋膩難以消化，血虛體質者要補血就得先調理好脾胃，慢慢補，否則容易上火，引起消化不良。此外，氣虛和血虛往往相伴而生，所以在補血的同時要加上補氣之品，如山藥、黃耆等，以增強補血的功效。

補血、造血食材不可少。諸如阿膠、紅棗、櫻桃等具有補血功效的食物，也要適當配合多吃些富含優良蛋白質、微量元素（鐵、銅等）、葉酸和維生素 B_{12} 等營養豐富的食物。

宜多吃蔬菜。蔬菜中鐵的含量雖然低，然卻富含葉酸；葉酸會參與血紅素的生成，如果缺乏可能造成大球性貧血，也會引起混合性貧血（體內缺乏葉酸或維生素 B_{12}，同時又缺乏鐵所引起的貧血）。

少喝咖啡與茶。嗜飲咖啡與茶的女性容易造成血虛體質。這是因為咖啡中的多酚類物質和茶葉中的單寧酸，會抑制鐵的吸收。所以建議女性用花草茶代替綠茶、紅茶和咖啡，如果實在想喝咖啡，一天一杯足矣。

菠菜豬肝湯

【材料】菠菜三百克，豬肝一百克，枸杞子、薑片、太白粉、生抽、鹽、胡椒粉、香油各適量。

【做法】1. 菠菜洗淨，然後入沸水汆燙半分鐘後，撈出瀝乾，切段；枸杞子用清水浸泡。

2. 豬肝用清水浸泡半小時，洗淨後切片，加太白粉、生抽、胡椒粉拌勻醃十分鐘，然後放入滾水中汆燙半分鐘，撈出瀝乾。

3. 鍋中倒入清水煮開，放入薑片及豬肝煮一分鐘，再加入菠菜段、枸杞子，調入鹽及香油即可。

【補血功效】菠菜和豬肝的含鐵量都很高，是血虛體質者補血之佳品。

十大補血食物

甘蔗

性寒，味甘，歸肺、胃經。具有清熱解毒、生津止渴、和胃止痛、滋陰養血的功效。脾胃虛寒者慎食。

菠菜

性涼，味甘，歸胃、大腸經，是補血的佳品。具有補血、助消化、利五臟、活血脈的作用，適用於貧血、皮膚粗糙、流感、夜盲症、高血壓、糖尿病、痔瘡、癌症患者及常用電腦者。脾胃虛弱、腎炎和腎結石患者慎食。因為菠菜含有大量草酸，會阻礙人體鈣鐵的吸收，所以建議先用開水汆燙一下，去掉大部分草酸後再食用。

胡蘿蔔

性平，味甘，歸脾、肺經。可補血養肝、健脾化滯、補中下氣，尤其能改善肝血虧虛引起的視力下降、夜盲症等症。食用時不宜加太多醋，以免胡蘿蔔素流失。

櫻桃

性溫，味甘，具有滋養肝腎、健益脾胃、預防貧血的作用，適用於脾胃虛弱、口舌乾燥、血虛面色不華、雀斑、四肢乏力等症。糖尿病患者、陰虛火旺者慎食；凡有熱症，如咽乾口渴、口鼻出血、口舌生瘡、發熱等，慎食。

◆桂圓

也稱龍眼，是一種藥食同源的食材。性溫，味甘，歸心、脾、胃經。具有養血益脾、補心安神的作用，適用於貧血、失眠、神經衰弱、氣血不足、營養不良、血虛引起的記憶力下降等症。陰虛火旺、糖尿病、風寒感冒者慎食。

◆葡萄

性平，味甘、酸，歸脾、肺、腎經。具有補氣血、益肝腎、生津液、強筋骨的作用，適用於貧血、抗衰老、神經衰弱、過度疲勞、肺虛咳嗽、高血壓患者等。糖尿病、虛寒泄瀉者慎食。

◆紅棗

性溫，味甘，歸脾、胃經。具有補益脾胃、滋養陰血、養心安神的作用。中醫認為，其可養血保血，改善血液循環，使臉色紅潤。有痰濕、積滯、蟲病者忌服。

◆紅糖

性溫，味甘，歸肝、胃、脾經。具有益氣補血、健脾暖胃、緩肝補血、活血的功效，適合女性經期、孕期、哺乳期散瘀活血、益氣補血之用。風寒感冒的咳嗽初期，紅糖水還可用來驅寒止痛。濕熱中滿者慎服。

✦烏骨雞

性平，味甘，歸肝、腎經。具有滋陰清熱、補肝益腎、益氣的作用，適用於體質虛弱、氣血不足、營養不良、血崩帶下、月經不調、脾虛滑泄等症。實證、邪毒未清者慎服。

✦豬肝

性溫，味甘、苦，歸肝經。具有補肝、明目、養血的作用，適用於血虛引起的面色萎黃、目赤、浮腫、腳氣、貧血等症，可以調節、改善貧血患者造血系統的生理功能，防止缺鐵性貧血和佝僂病。請注意，一定要徹底煮熟，因為加熱時間過短，不能殺死其中某些病菌和寄生蟲卵。

第三招

動靜皆補血，氣血雙調養全身

補血健身操

運動是調養氣血必不可少的環節，下面這套補血健身操，有助脾胃將營養物質轉化為氣血，還能疏通經絡，促進氣血運行。

● **交替叩擊腰腹部**：兩腿張開，與肩同寬，腿微彎曲，兩臂自然下垂，雙手半握拳（圖1）。先向左轉腰（圖2），再向右轉腰（圖3）。與此同時，兩臂隨腰部的左右轉動而前後自然擺動，並借擺動之力，雙手一前一後，交替叩擊腰背部和小腹。

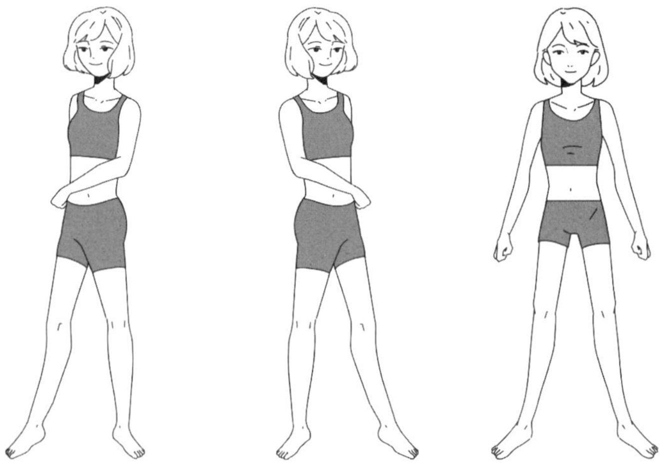

（圖1）（圖2）（圖3）

●**拱橋式**：仰臥床上，雙腿屈曲（圖1），以雙足、雙肘和頭部為支點，用力將臀部抬高，如拱橋狀（圖2）。每次可練習十～二十下。

鬆靜功，調氣血

血虛體質者大多身倦懶言，不愛各種運動，最適合練習只要求放鬆和入靜的鬆靜功。此鬆靜功姿勢不限，臥、坐、站皆行，只需在練功時微閉雙目，自然呼吸即可。

呈盤腿靜坐姿勢，雙手放鬆置於膝蓋上，呼氣時默想靜和體會鬆的舒適，逐步解除緊張心理，將全身調整成自然、輕鬆、舒服的狀態，從而可調氣血、養臟腑、通經絡，發揮增強體質、祛病延年的作用。

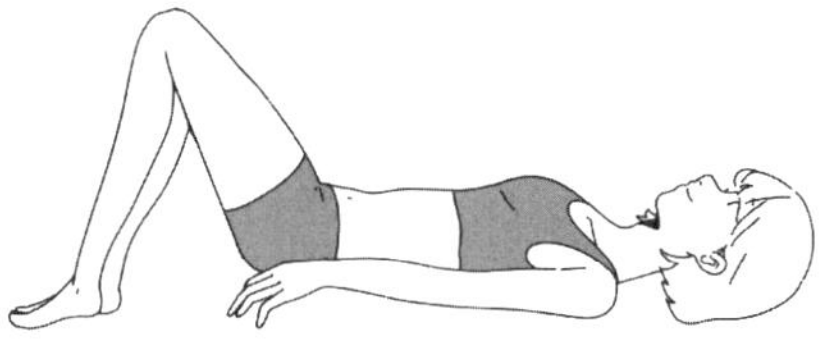

（圖1）

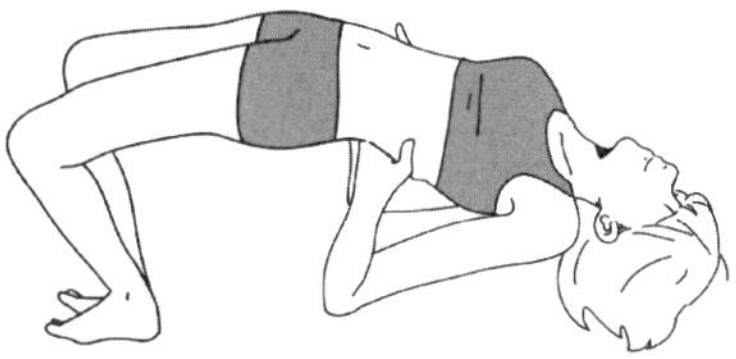

（圖2）

第四招 簡、便、廉、驗，中醫外治補血法

按摩補血穴位，疏通全身氣血

血虛不用怕，身體自有「補血按鈕」，下面這幾個補血穴位，每天按摩三～五分鐘，早晚各一次，可以補養全身氣血。

按揉血海穴

血海穴是脾經之穴，為脾血歸聚之海，具有去瘀血、生新血之功能。

【取穴方式】側坐屈膝九十度，取右腿穴位時，左掌心對著右腿髕骨中央，取左腿穴

位時，右掌心對著左腿髕骨中央，手掌覆於膝蓋上，拇指與其他四指呈四十五度，拇指尖所指處即是。

【按摩方法】每天用拇指按三分鐘，力量不宜太大，感到穴位處有痠脹感即可。

【補血功效】可活血化瘀，促生新血，是女性調理月經、緩解經痛的重要穴位。

掐按足三里穴

足三里穴是足陽明胃經之合穴，按摩或艾灸它可以旺盛後天之本，使氣血生化有源，具有益氣養血、健脾補虛、扶正培元之功。

【取穴方式】位於外膝眼下三寸（四橫指寬）、脛骨邊緣旁開一橫指寬處。

【按摩方法】將拇指指尖放在足三里穴上，適當用力掐按三分鐘。

【補血功效】調整胃腸功能，補益氣血。

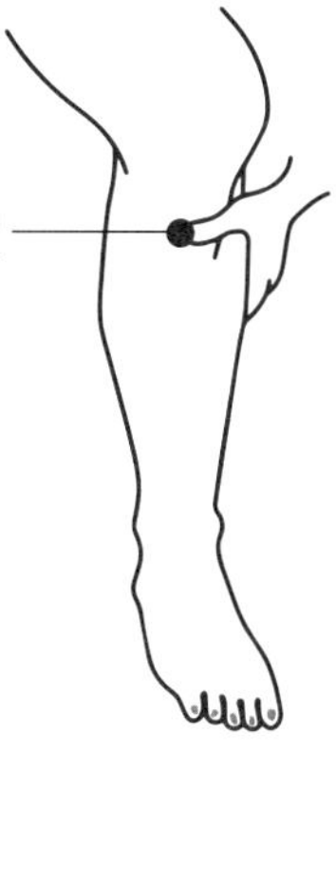

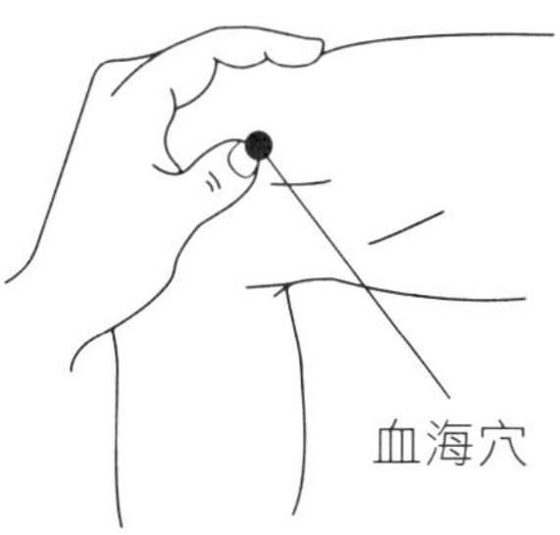

點按三陰交穴

三陰交穴為肝、脾、腎三經的交會穴，善於補益氣血，可用於氣血虛弱諸證。

【取穴方式】足內踝尖往上三寸（約四橫指寬）處。

【操作方式】用大拇指點按在三陰交穴的位置，輕輕按揉三分鐘左右，稍微用力，以感覺壓痛為度。

【補血功效】可疏通肝、脾、腎三條經絡的氣血，具有補血、活血功效。

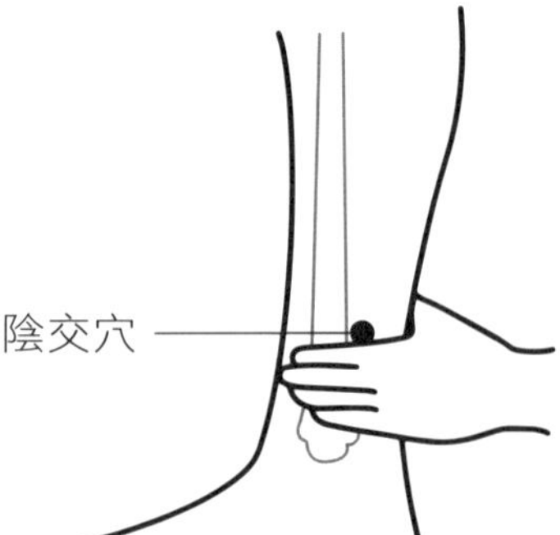

艾灸補血穴，驅散寒濕補氣血

艾灸的補血大穴有十個，分別是天樞穴、血海穴、三陰交穴、足三里穴、關元穴、隱白穴、髀關穴、下關穴、期門穴和章門穴。足三里穴、三陰交穴、血海穴等前面已經提過多次，這裡重點敘述調節肝臟和胃部氣血的幾個穴位。

● **期門穴**：位於胸部，乳頭直下，第六肋間隙，前正中線旁開四寸；可呵護肝臟，對肝血不足者有良效。

● **天樞穴**：位於腹部，臍旁開二寸（三橫指寬）；可促進胃經氣血循環，幫助氣血由胃經輸向大腸經。

●**關元穴**：位於肚臍下方三寸（四橫指寬）；中醫有「針必取三里，灸必加關元」之說，艾灸關元穴有培腎固本、調氣回陽的作用，可以提高脾胃生化氣血的功能。

●**隱白穴**：位於足大趾末節內側，距腳趾甲角〇．一寸。其有統血、止血作用，艾灸此穴可刺激脾經，促進氣血源源不斷地生化。

【艾灸方法】用艾條懸灸或迴旋灸，每穴灸十五～二十分鐘。

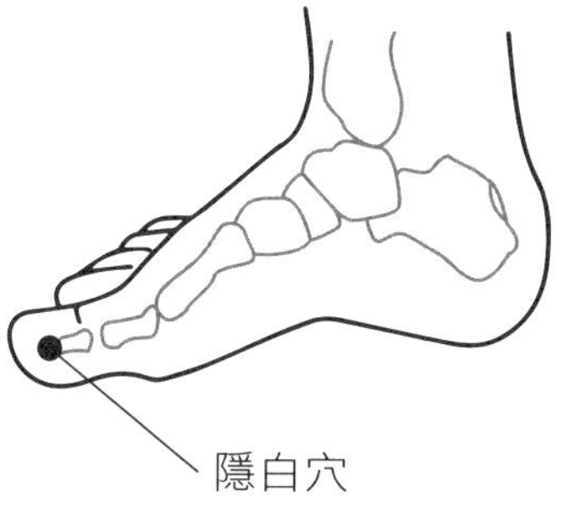

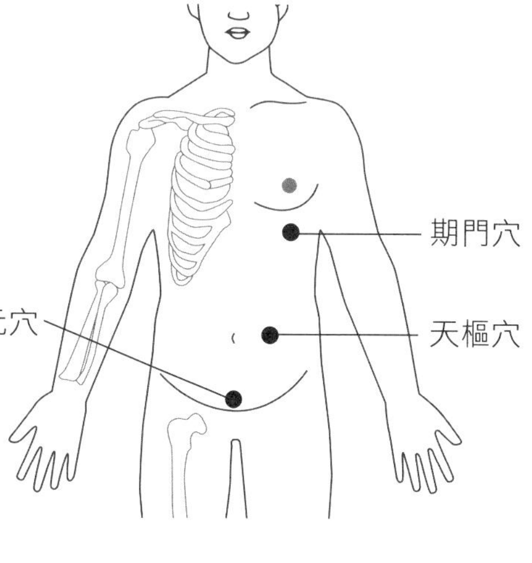

第五招 中醫補血之生活調養

睡好午覺（心經最旺），讓心氣推動血液運行

中醫認為，滋養氣血在於良好的睡眠，尤其是午時，短暫的十五分鐘就可讓身體氣血充足，神清氣爽一下午。所謂午時，即上午十一點到下午一點，此時心經當令，心經最旺。《素問．五臟生成篇》曰：「諸血者，皆屬於心」。心為君主之官，是五臟六腑之大主，主血脈，其華在面。所以短暫的午休可快速補充氣血，從而使人體氣血旺盛，面色紅潤。

一天至少要喝八杯水

不要等口渴再去喝水。口渴代表人體已經嚴重缺水，那時再補充水分已緩不濟急。不愛喝水的朋友，罹患便祕、尿路結石和心血管疾病的機率，明顯高於經常飲水的人。營養學家強調每天喝夠八杯水（約一千六百毫升）是必要的。尤其是血虛體質的女性，平時多

喝水可以補氣養血，還能排毒養顏，喝出好氣色。

久視傷血，注意眼睛的休息和保養

中醫有「久視傷肝」的說法，其實久視還會傷血。因為肝藏血，為血之臟，而肝開竅於目，目受血而能視，故久視傷血。對於長時間坐在電腦前工作的上班族，和經常玩手機追劇的朋友，應該特別注意眼睛的休息和保養，防止因為過度用眼而耗傷身體的氣血。

久思耗血，做好情緒管理很重要

中醫認為，過度思慮傷脾。脾主運化，傷了之後會抑制血的生成，進而影響脾胃功能，消化吸收變弱，久而久之，氣血便會不足。無論是工作還是生活瑣事，都要心平氣和地面對和處理問題，做好情緒調控，不可勞心過度，耗了心血，以免誘發血虛。

第二篇

濕靠排，利水排濕消水腫

什麼是濕？中醫認為，濕乃萬惡之邪。古話說：「千寒易除，一濕難去」。濕邪最容易滲透，無孔不入，傷人多隱緩不覺，且容易與其他外邪結合，狼狽為奸，對人體的危害極大，是絕大多數疑難雜症和慢性病的源頭或幫凶。所以，生活中不僅要注意防濕邪，還要積極排濕，無濕一身輕，無濕不生病。

濕性體質
切記健脾去濕，
消腫排毒

體內是否有濕自我測試					
症狀	沒有	很少	有時	經常	總是
體形肥胖，大腹便便，眼瞼浮腫或有眼袋	1	2	3	4	5
頭髮容易出油，面部油亮	1	2	3	4	5
頭沉身重，小腿肚發痠發沉	1	2	3	4	5
渾身無力，睏倦，精力不集中	1	2	3	4	5
舌苔很厚，舌頭邊緣有齒痕	1	2	3	4	5
痰多，睡覺流口水，口臭，身體有異味	1	2	3	4	5
自覺口渴，但飲水不多	1	2	3	4	5
胃口變差，沒有食慾	1	2	3	4	5
大便黏膩，馬桶總沖不乾淨	1	2	3	4	5
女性陰部潮濕、瘙癢、有異味，男性陰囊潮濕	1	2	3	4	5
得分總計：					

計分方法：原始分＝各個項目分數相加。

轉化分數：0 ～ 100 分。轉化分數＝（原始分－ 10）／ 40×100。

判定標準：體內濕氣轉化分≧ 50 分，判定為「是」；40 ～ 49 分，判定為「傾向是」；
＜ 40 分，判定為「否」。

體內有濕氣的症狀

●體形肥胖，身體浮腫，有眼袋

健康人應該是體形勻稱，不胖不瘦，而體內有濕氣者，大多體態豐腴或肥胖，特別是那些平時吃得不多，但大腹便便、腹部肥滿鬆軟的人，就很有可能是水液在體內代謝出現異常導致的虛胖。這些人輕則體重增加，重則出現浮腫，如早晨起床時眼皮浮腫或眼袋明顯，就說明體內的濕氣較重，只要濕氣一除，人自然就瘦了。

●全身倦怠乏力，精神差

體內有濕者不活動時常會感到睏倦、乏力，全身沒勁，連話都不想說，尤其是飯後更明顯，窩在沙發懶得起身，可是適當運動後，疲乏不但不加重，反而還能減輕或消失。另外，這類人睡醒後，仍然會感覺很疲勞，好像沒睡醒一樣，精神狀態很差、很壓抑、很鬱悶，但只要活動一下，疲勞感就不見了，人也變得有精神一些。

●頭重如裹，肢體沉重

若濕邪犯表，會感覺頭腦昏沉，像裹著一塊厚重的布，身體、四肢也異常慵懶或不爽快，小腿肚發痠發沉，腳步特別沉重；若濕滯經絡，再流經關節，則關節痠痛沉重且屈伸不利。這些症狀就是「濕性重濁」的表現。

脾的特點是喜燥、惡濕，脾主運化水濕，以調節體內水液代謝的平衡。如果脾氣虛弱，運化水液功能失常，就會導致水液在體內停滯，而產生水濕痰飲等，這是「脾生濕」。反過來，外在濕邪侵入人體，困阻脾氣，就會影響脾的運化功能。這就是中醫所說的濕邪困脾，擾亂了脾臟的運化和升清功能，使清陽不能上升，濁陰不能下降。當健脾除濕之後，這些症狀自然都會消失。

●頭髮容易出油，面部油亮

濕氣重的人，不管是頭髮還是面部（特別是額頭），都特別容易出油，面部的毛孔也比較粗大。如果還容易生粉刺、瘡癤，一開口就能聞到異味，那就表明其體內不僅有濕，還有熱，需要清利濕熱了。

●舌體胖大，舌苔白膩有齒痕

正常人的舌淡紅而潤澤，舌面有一層薄白舌苔，乾濕適中，不滑不燥。而體內有濕的人，舌苔會很白，很厚膩。同時，有濕邪者舌體多胖大，而且舌頭的邊緣，有明顯的荷葉邊狀齒痕。如果不及時祛濕，舌苔還會變為黃膩，就說明濕久鬱熱了。

●大便不成形，擦不乾淨

正常的大便是軟硬適中的條形，如果不成形，很黏，總有排不完的感覺，且排便後用衛生紙反覆擦也不容易擦乾淨，黏在馬桶上也很難沖走，那就代表體內有濕了。

●胸悶，腹脹，胃口不好

體內有濕的人，常會表現出消化不良的症狀，如感覺胸悶，想長呼一口氣才舒服；到了吃飯時間也不餓，沒食慾，吃一點東西就覺得胃脹，且有隱隱的噁心感；時常口渴，卻不想喝水等。這些症狀更容易出現在夏季，都是濕邪影響脾胃的運化功能所導致的。

●痰多，睡覺流口水

體內濕氣重的人，還有一個明顯症狀，就是痰多、口水多。一些老年人，長期咳喘痰多，被西醫診斷為慢性支氣管炎，其實這樣的患者，有時不是發炎所致，而是脾虛、痰濕內盛造成的。還有些人睡覺會流口水，有口臭，這也是脾胃失調，水液不化，上逆至口腔致使的。針對這些問題，健運脾氣、祛除痰濕才能從根本上解決。

●陰部潮濕或有濕疹

濕邪為重濁之邪，與水同類，所以屬陰往下走，奔向整個生殖系統，因此多容易傷及人體下部。所以，體內有濕的人，常會在下肢出現水腫、濕疹等病症，女性陰部會潮濕、瘙癢、有異味，男性則表現為陰囊潮濕、瘙癢等。

了解濕從何處來，為什麼要排濕？

什麼是濕邪？從何處來？

中醫認為，濕邪具有濕性、黏滯、重濁、趨下（向人體下部走）的特性。人體內濕邪主要有外濕和內濕兩種。

無論是哪種濕邪，由什麼原因造成，只要在人體內聚集、滯留，就會使人出現「濕濁內盛」的一系列症狀。簡單地說，不論是外濕還是內濕，必同氣相求（外濕會引動內濕，內濕會相應外濕）；而且外濕、內濕在發病過程中，又常常相互影響：

外濕入侵人體
▼
多犯脾胃
▼
脾失健運
▼
濕從內生
▼
水濕停聚
▼
更易招致外濕

由此可見，一旦體內有了濕邪，一定要及時排出，以免惡性循環，加重對人體的傷害。

中醫為何最怕濕邪？

中醫學中，濕邪是自然界的六邪（風、寒、暑、濕、燥、火）之一，也是最怕的一種外邪。為什麼呢？原因有二：

①濕邪黏膩、易停滯，與水同類，最容易滲透，無孔不入。古話說「千寒易除，一濕難去」。體內一旦有了濕邪，是很難去除的，其傷人多隱緩不覺，由其導致的病症則病勢纏綿，病程較長。

②濕邪容易與其他外邪結合，狼狽為奸。如濕氣遇寒就成為寒濕，遇熱成為濕熱，遇風成為風濕，遇暑氣就成了暑濕。每種組合都會給人體帶來一系列新的病症，尤其是濕和熱相結合，導致的疾病更是短期內難以治癒，相當嚴重。

濕邪種類	原因	入侵途徑	對人體的影響
外濕	1. 長期陰雨，空氣潮濕。 2. 久居潮濕之地。 3. 水中作業。 4. 涉水或冒雨露霧濕。	1. 透過呼吸由口鼻進入。 2. 透過體表肌膚滲透進入。	1. 先影響上焦，進而影響到中、下焦。 2. 先暫留於肌表關節，進而阻礙經絡，最終深入臟腑。
內濕	1. 脾胃素虛。 2. 暴飲暴食或饑飽不均。 3. 過度飲酒，愛吃生冷或肥甘厚味的食物。 4. 誤食過多補品。 5. 久坐不動或體力活動少。	因脾胃功能失職，津液不得運化傳輸，停聚而生濕。	濕邪中阻，中傷脾胃，使脾不能升清，胃不能降濁，水穀、津液運化不利。

濕氣重危害大，祛濕刻不容緩

體內的濕氣越重，對人體的危害越大。濕氣是絕大多數疑難雜症和慢性病的源頭或幫凶。

- 濕重的人脾胃運化差。脾本身喜燥惡濕，但它卻主管運化水濕，所以，濕最先影響的是脾胃；而脾胃不好反過來會加重濕邪在體內的滯留，形成內濕。
- 濕重的人心神不寧。濕重就會聚為痰，鬱久化熱，一旦形成痰濕、濕熱的體質，必會影響心神，使人出現心神不寧、失眠、煩躁等症狀。
- 濕重的人肝陽難生發。體內濕重會抑制肝臟陽氣的生發，肝臟失於疏泄，人就會情緒不穩定，還可能導致女子小腹冷痛、宮寒不孕，男子陽痿、睪冷囊濕等生殖系統疾病。
- 濕重傷腎問題多。腎主水，有通調水道的作用，如果體內濕氣太重，就會影響腎氣的宣化功能，出現小便渾濁、腎積水、急性腎炎、陽痿、早泄等病症。
- 濕重導致內科疾病。濕邪入體，堆積在脾胃，影響脾胃的氣化功能，使脂肪和其他有害物質不能正常代謝出體外，導致肥胖，引發脂肪肝、高血壓、心腦血管疾病、惡性腫瘤等。
- 濕重招致皮膚病。體內濕重會導致皮膚方面的疾病，如濕疹、皮膚瘙癢等。

第一招

效果絕佳的十大祛濕中藥

陳皮

氣香，味辛、苦，性溫，歸脾、肺經。具有理氣健脾、燥濕化痰的功效，適用於胸脘脹滿、食少吐瀉、咳嗽痰多等症。用量為三～九克，水煎或泡茶飲。慎過量久食；慎與半夏、南星同用；陰津虧損、內有實熱者及吐血症患者慎食。

砂仁

味辛，性溫，歸脾、胃、腎經。為和中之品，且不傷正氣，具有化濕開胃、溫脾止瀉、理氣安胎的功效，適用於消化不良、嘔吐泄瀉、脘腹脹痛、不思飲食、妊娠嘔吐、胎動不安等症。用量為三～六克，入煎劑宜後下。陰虛有熱者慎用。

桔梗

味苦、辛，性平，歸肺經。具有宣肺利咽、祛痰排膿之功效，適用於咳嗽痰多、胸悶不暢、咽痛、聲音嘶啞、肺膿腫、瘡瘍成膿不潰等症。用量為三～九克，水煎服或入丸、散。陰虛久咳、氣逆及咯血、嘔吐者均應慎食。

◆茯苓

味甘、淡，性平，歸心、肺、脾、腎經。本品淡能利竅，甘以助陽，為除濕之聖藥，具有利水滲濕、健脾寧心的功效，適用於水腫尿少、胸膛積液、腹水、眩悸、脾虛食少、便溏泄瀉、心神不安、驚悸失眠等症。用量為九～十五克，水煎服或入丸、散。虛寒滑精、氣虛下陷（組織弛緩不收、臟器鬆弛導致脫垂類病症）者慎食。

◆蒼朮

味辛、苦，性溫，歸脾、胃、肝經。屬溫燥之品，燥濕力強，具有燥濕健脾、祛風散寒、明目的功效，適用於脘腹脹滿、泄瀉、水腫、風濕痹痛、風寒感冒、夜盲等症。用量為三～九克，水煎服，熬膏或入丸、散。陰虛內熱、氣虛多汗者慎食。

◆白朮

味甘、苦，性溫，歸脾、胃經。專祛脾胃中濕，具有健脾益氣、燥濕利水、止汗安胎的功效，適用於脾虛泄瀉、胃熱食少、水腫、濕痹痠痛、小便不利、氣虛自汗、胎動不安等症。用量為六～十二克，水煎、熬膏、研末或入丸、散。陰虛燥渴、氣滯脹悶者忌服。

茵陳

味苦、辛，性微寒，歸脾、胃、肝、膽經。可清濕熱、退黃疸，適用於黃疸尿少、濕瘡瘙癢、病毒性肝炎等症。用量為六～十五克，水煎服；外用適量煎湯熏洗。脾胃虛寒者慎食。

五加皮

味辛、苦，性溫，歸肝、腎經。為治風濕的良藥，具有祛風濕、補肝腎、強筋骨的功效，適用於風濕痹痛、水腫、小便不利、筋骨痿軟、小兒行遲、體虛乏力、腳氣等症。用量為四．五～九克，水煎、浸酒或入丸、散；外用搗敷。實熱及陰虛火旺者慎食。

金錢草

味甘、鹹，性微寒，歸肝、膽、腎、膀胱經。具有利濕退黃、利尿通淋、解毒消腫的功效，適用於濕熱黃疸、膽脹脅痛、泌尿系統結石、急性尿路感染、小便澀痛、癰腫疔瘡、蛇蟲咬傷等症。用量為十五～六十克，鮮品加倍，水煎或搗汁飲；外用取適量鮮品搗敷。凡癰腫瘡毒、脾虛泄瀉者，忌搗汁生服。

芡實

味甘、澀，性平，歸脾、腎經。為脾腎之藥，具有益腎固精、補脾止瀉、祛濕止帶的功效。適用於夢遺滑精、遺尿、尿頻、脾虛久瀉、小便渾濁色白等症。用量為九～十五克，水煎服，熬膏或入丸、散。平時大便乾結或腹脹者、產婦慎食。

第二招 中醫師推薦的十大祛濕食物

防治濕邪，飲食需注意

為了不受濕邪之害，就要想辦法防治濕邪，「飲食」就是其中重要的一環，以下幾點一定要注意：

飲食要清淡，易消化。中醫認為，脾主運化水濕，脾氣健運，濕邪自去，而清淡細軟的食物都容易消化，不會增加脾胃的負擔，最利於脾胃功能的發揮。

少吃生冷、寒涼食物。如冷飲、冰品、涼性的瓜果蔬菜等，這些食物吃多了會損傷脾胃，影響脾運化水濕的功能，造成水濕停滯。因此，建議大家在烹調寒涼蔬菜時加入蔥、薑，降低其寒涼性質。

少吃肥甘厚膩的食物。如各種點心、蛋糕、肥肉、油炸食物等，這些東西在體內運化的過程中，容易產生濕氣，吃得越多，濕氣越重。

常吃具有健脾益氣、除濕利尿作用的食物。如紅豆、薏仁、綠豆、冬瓜、絲瓜、扁豆等。

還有，請務必戒酒，以免加重體內濕邪。

薏仁紅豆粥

【材料】薏仁、紅豆各五十克。

【做法】1. 將薏仁、紅豆洗淨，用清水浸泡六～十二小時。

2. 將泡好的薏仁、紅豆放入鍋中，加適量清水，大火煮沸後，轉小火煮至熟爛即可。

【祛濕功效】健脾利濕、利尿消腫。

十大祛濕食物

薏仁

又稱薏苡仁、薏米，味甘、淡，性涼，歸脾、胃、肺經。《神農本草經》將其列為上品，具有健脾滲濕、除痹止瀉、清熱排膿的功效，適用於風濕身痛、濕熱腳氣、濕熱筋急拘攣、關節炎、水腫等症。便祕、脾胃虛寒、遺精遺尿者及孕婦都應忌食。

◆紅豆

又名赤小豆，味甘、酸，性平，歸心、小腸經。具有健脾祛濕、利水消腫之效，適用於水腫脹滿、腳氣肢腫、黃疸尿赤、瀉痢、癰腫瘡毒等症。在挑選時，以暗紅色且緊小者為佳，除濕效果更好。尿多、尿頻者少食；陰虛無濕熱、小便清長者慎食。

◆扁豆

味甘，性平，歸脾、胃經。具有健脾和中、益氣化濕、消暑之功效，可治療脾虛兼濕、食少便溏、暑濕吐瀉、水停消渴、濕濁下注、婦女帶下過多等症。以白色入藥效果最佳；炒用，健脾止瀉的效果更好。

◆玉米

味甘，性平，歸脾、胃、膀胱經。為健胃劑，但煎服亦有利尿之功，適用於脾胃氣虛、氣血不足、慢性腎炎水腫、肥胖、習慣性便祕等症。胃悶脹氣、尿失禁患者慎用。

◆木瓜

味酸，性溫，歸肝、脾經。具有平肝舒筋、和胃化濕的功效，適用於濕痹拘攣、腰膝關節痠重疼痛、吐瀉轉筋（吐瀉使肌腱得不到津液潤滑和滋養，致使小腿肌肉抽筋）、腳氣水腫、痢疾等症。內有鬱熱、小便短赤者慎用。

◆冬瓜

味甘、淡，性涼，歸肺、大腸、膀胱經。具有清熱、利水、消腫的功效，適用於肝硬化腹水、腎炎水腫、脹滿、腳氣、淋病、泄瀉等症。身體虛弱、寒性體質、久病滑泄、痛經者慎食。

◆黃瓜

味甘，性寒，歸脾、胃、大腸經。具有清熱利尿的功效，適用於煩渴、小便短赤、水腫尿少等症。脾胃虛寒、嘔吐或腹瀉者少食。

◆豇豆

味甘，性平，能健脾開胃、利尿除濕，適用於脾胃虛弱、食少便溏、濕熱尿濁、小便不利，及婦女脾虛濕盛導致的帶下量多、色白等症。氣滯便結者慎食。一定要熟透食用，否則易導致腹瀉、中毒。

◆馬齒莧

味酸，性寒，歸肝、脾、大腸經。具有清熱利濕、解毒消腫的作用，適用於熱毒血痢、急性腸胃炎、毒瘡、濕疹、便血、白帶多等症。脾胃虛寒者和孕婦慎用。

✦鯽魚

味甘，性平，歸脾、胃、大腸經。具有健脾開胃、利水除濕之功效，適用於脾胃虛弱、食慾不振、嘔吐或腹瀉、痢疾、水腫、小便不利等症。感冒發熱者慎食。

第三招 祛濕練一練，無濕一身輕

體內濕氣重的人大多缺乏運動，因此常感覺身體沉重、四肢無力；運動越少，體內淤積的濕氣就越多。適當運動，可以發揮健脾作用，有助於促進氣血循環，加速祛濕。

簡單動作拍出體內濕氣

- **拍手**：伸出雙手手掌，像拍手一樣用力對拍，重點在於拍到雙手的大魚際處，體內濕氣重的人，此處拍過後會呈現青色或紫色。堅持每天拍手十五～二十分鐘，有助於將滯留在體內的濕氣給拍出去。
- **抓腋窩**：腋窩是腋下淋巴最密集的地方，也是體內濕邪容易積聚之處，經常按摩、抓揉此處，能促進濕邪排出。另外，腋窩的頂點是極泉穴（腋動脈搏動處），乃心經的重要穴位，每天按揉或撥動腋窩一～二次，每次三十六下，就能發揮寬胸理氣、通經活絡的作用。
- **拍肘窩**：肘窩處最容易發生氣血瘀阻，特別是肘橫紋外側端的曲池穴（屈肘，尺澤穴與肱骨外上髁連線中點），更是濕邪容易聚集之地。因此，可以經常拍打肘窩部位，每次連續拍打五~十分鐘，以感覺痠脹為宜，能夠暢通氣血，促進濕邪排出。

濕氣重，練習瑜伽祛濕體式

瑜伽是動態練習，動能升陽、陽能化濕。瑜伽中有很多體式，可以發揮鍛鍊脾經的作用，每周練習三次以上，能幫助我們去除體內濕氣。這裡簡單介紹三角式。

三角式：直立，雙腿水平分開約三個肩寬（剛開始可以兩個）．雙臂水平伸直，呼氣，慢慢將上半身向左側傾斜，左手向下延伸抓住左腳踝，同時右手臂向上伸展，雙眼注視右手指尖，堅持數秒，還原後向相反方向重複以上動作，反覆二十次。

瑜珈三角式可拉伸腿部、腰部及腹部兩側的肌肉。脾經循行於腿部內側和腹部兩側（脾經起始於足大趾內側端，沿著足內側赤白肉際向上行，經過內踝的前緣，沿小腿內側正中線上行，再沿大腿內側前緣進入腹部，向上穿過膈肌，沿食道兩旁，直至舌根），這個體式正好鍛鍊脾經，達到祛濕目的。

健腰功，激發腎陽，去除體內濕氣

中醫認為，腰為腎之府。人的兩腎在腰部之內，經常搓腰可以促進腰部的氣血運行，增強腎臟功能，激發腎臟陽氣，有助於驅除體內的寒濕之邪。下面為大家推薦一套簡單易做的健腰功。

●**叩腰**：兩手握空拳，以拳眼用力，有節奏地交替叩擊腰骶部（腰部後方），以不痛為度。叩擊時要注意由腕部發力，從上至下，反覆叩擊三十六次。

●**抓腰**：兩手反叉腰，拇指在前，其餘四指放在腰椎兩側，用四指指腹向外抓擦皮膚，稍用力，反覆抓擦三十六次，注意不要讓指甲劃傷皮膚。

●**旋腰**：身體直立，兩腳分開，與肩同寬，雙手叉腰，四指在前，拇指在後；然後以腰椎為軸心，按照前俯↓左旋↓後伸↓右旋的順序做旋轉運動，順、逆時針各旋腰九圈。注意旋腰時動作要緩慢，不可用力過猛或速度過快，以免扭傷腰部。

第四招

簡、便、廉、驗，中醫外治排濕法

經常按摩有效的祛濕穴位

按揉陰陵泉穴

陰陵泉穴是脾經上的合穴，有健脾化濕、通利三焦的功效，主治脾運失健所致的腹脹、腹瀉、水腫、黃疸、小便不利或失禁等症。

【取穴方式】位於小腿內側，膝下脛骨內側凹陷處。

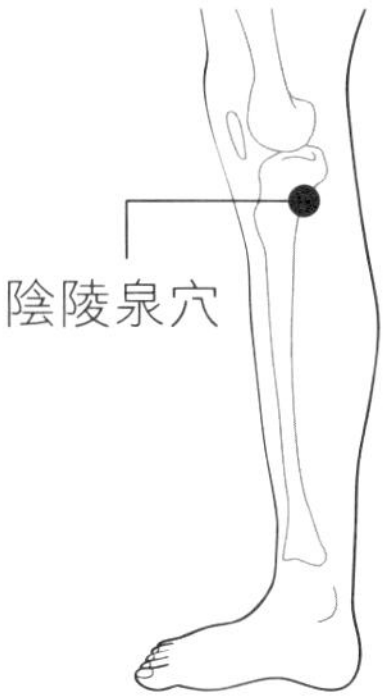

【按摩方法】用兩手拇指指端分別按揉兩側陰陵泉穴，先順時針方向按揉兩分鐘，再點按半分鐘，以痠脹為度，每天早晚各一遍。

按壓水分穴

水分穴是任脈上的重要穴位，具有分流水濕、通調水道的作用。經常按摩，可發揮利尿消腫的功效，對治療脾虛水腫、去除濕邪有特效。

【取穴方式】位於人體中腹部，肚臍上一寸。

【按摩方法】用食指和中指指端按壓水分穴兩分鐘。

點按承山穴

承山穴是足太陽膀胱經上的穴位，也是全身承受壓力最多的筋、骨、肉的集結之處，有運化水濕、固化脾土的功效。按摩此穴，能透過振奮膀胱經的陽氣，排出濕氣。

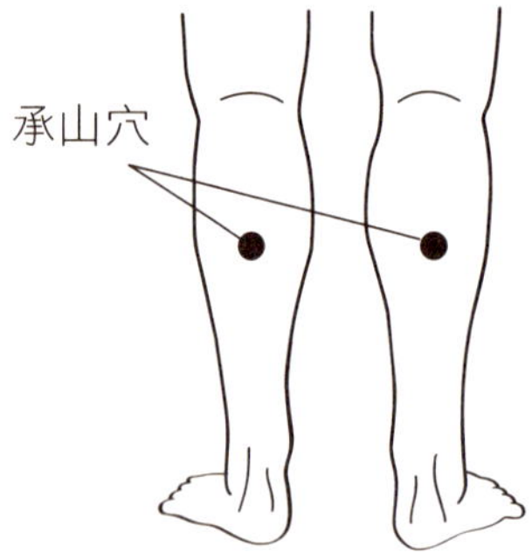

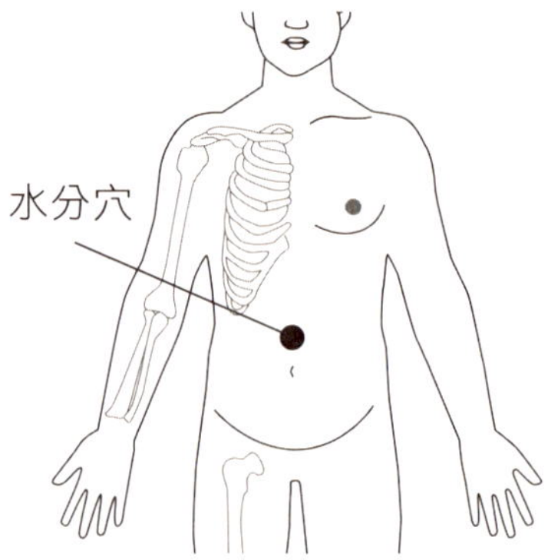

【取穴方式】位於小腿後面正中，委中直下八寸處（肌肉分成「人」字形，此穴就在人字中間凹陷處）。

【按摩方法】用拇指指端按住承山穴，用力按壓五秒鐘，鬆開，再按壓五秒鐘，反覆進行三～五分鐘，以有痠脹感為宜，然後用同樣的手法點按另一側。

按揉豐隆穴

豐隆穴是足陽明胃經的絡穴，又可聯絡脾經，因此能同時調理脾胃，是除濕祛痰、通經活絡的要穴，主治脾虛水腫、痰多、嘔吐、肥胖等症。

【取穴方式】位於小腿前外側，外踝尖上八寸，條口穴外，距脛骨前緣一．五寸（二橫指）。

【按摩方法】用拇指指端分別按揉兩側的豐隆穴，每次三分鐘。此穴比周圍部位敏感，按揉時會有輕微疼痛感。

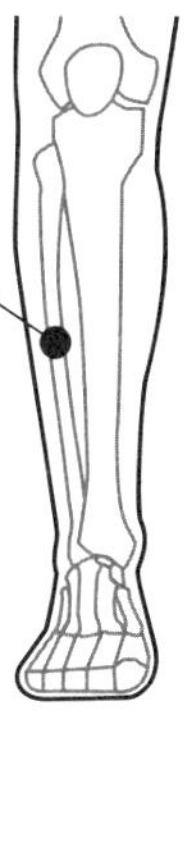

按揉解谿穴

解谿穴屬足陽明胃經，是全身祛濕的要穴，經常

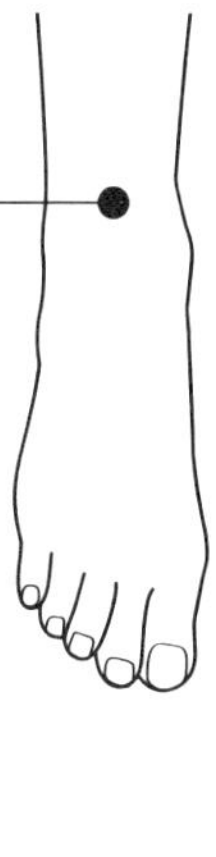

按摩可舒筋活絡、祛濕化痰，對解除下肢水腫效果顯著。

【取穴方式】位於小腿與足背交界處的橫紋中央凹陷處。

【按摩方法】用拇指指腹按壓在解谿穴上，按揉使局部產生痠脹感，再屈伸踝關節，加強指壓的感覺，然後放緩力度按揉解谿穴放鬆。左右兩側交替進行十～十五分鐘。每日一～二次。

體內濕氣重，艾灸祛濕效果好

艾灸有補陽氣、祛濕、通經活絡等功效，特別適合體內有濕邪的人使用。艾灸時，首先要選擇一些祛濕穴位，然後將點燃的艾條懸於上方二～三公分處施灸，每穴每次灸十～十五分鐘，以局部出現溫熱感、紅暈為佳。

那麼，艾灸哪些穴位有助於去除體內濕邪呢？

艾灸關元穴＆中脘穴

關元穴位於臍下三寸（約四橫指）。此穴歸屬任脈，是小腸的募穴，可隔薑灸此穴。將生薑切成二～三公釐的小片，用針散刺數孔，放在關元穴上，然後將約花生大小的艾炷，置於薑片上點燃施灸。每次灸三～七個艾炷，隔日灸一次，每月連續灸十次。有補腎陽、溫經脈、祛寒濕的功效。

中脘穴位於腹部前正中線，臍上四寸處，胸骨下端和肚臍連接線中點。其歸屬任脈，是胃的募穴，同時還與小腸經、三焦經相交。可用單孔艾灸盒灸此穴，每次灸十五～三十分鐘，有健脾益氣、降逆利水的功效。

艾灸足三里穴

位於外膝眼下三寸（四橫指），距脛骨外側一橫指處。此穴是胃經的合穴，有健脾和胃、疏風化濕、通經活絡、扶正祛邪等功效。可持艾條對準此穴灸十五～二十分鐘，至皮膚稍呈紅暈為度，隔日施灸一次，一月十餘次左右。

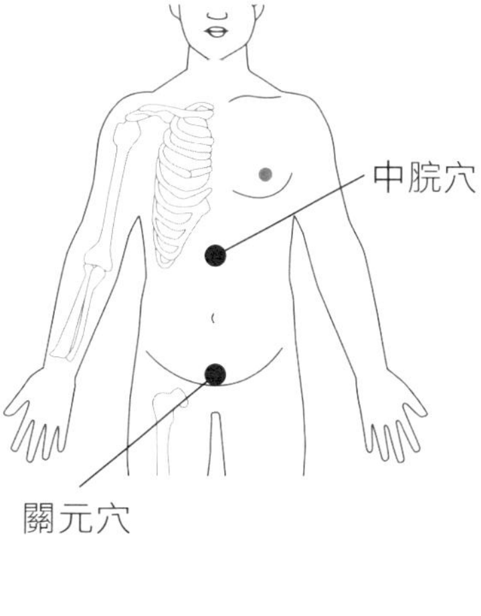

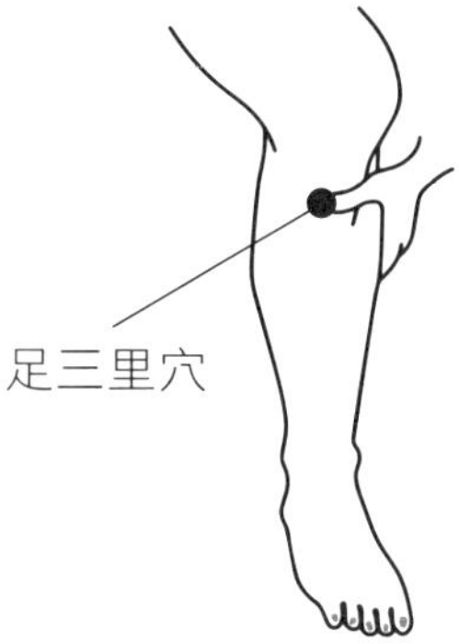

刮痧排毒祛濕，痧色越深濕氣越重

刮痧可以祛濕排毒，尤其是濕氣越重的人，刮出的痧越多，顏色通常也越深，由此，我們也可以透過出「痧」的多寡和顏色，來判斷一個人體內濕邪的嚴重程度。

刮督脈

督脈是諸陽之會，主一身之陽氣，人體陽氣藉此宣發。刮督脈，就可以增強督脈的氣血供應，激發陽氣。

【操作方式】用刮痧板蘸少量精油或橄欖油，板身與皮膚傾斜四十五度，從背部沿督脈（骶骨至大椎穴）由下往上單向地刮，重複五～八次，直至出痧。

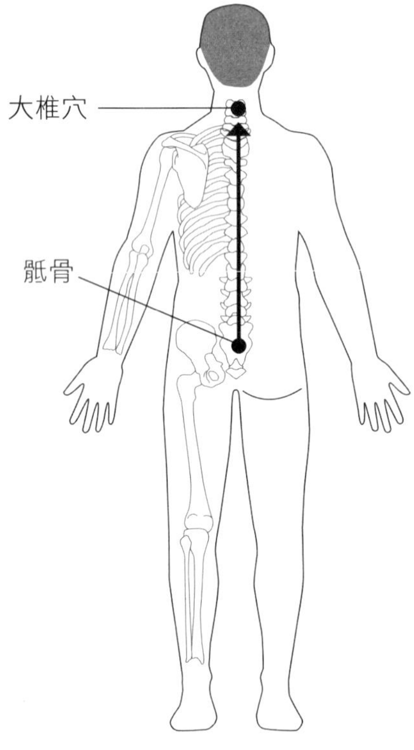

由下往上刮督脈

刮脊椎兩旁膀胱經

膀胱經不僅是人體最大的排毒通道，而且還包含五臟六腑的眾多腧穴；刮膀胱經，就可以使經絡暢通，振奮體內陽氣，促進濕氣排出，同時還能調理臟腑功能，提高免疫力。

【操作方式】用刮痧板蘸少量精油或橄欖油，板身與皮膚傾斜四十五度，先沿著距離脊椎一．五寸寬的地方，由上往下刮，再用同樣的方法，沿著距離脊椎三寸的地方，由上往下刮，每個區域重複五～八次，直至出痧。

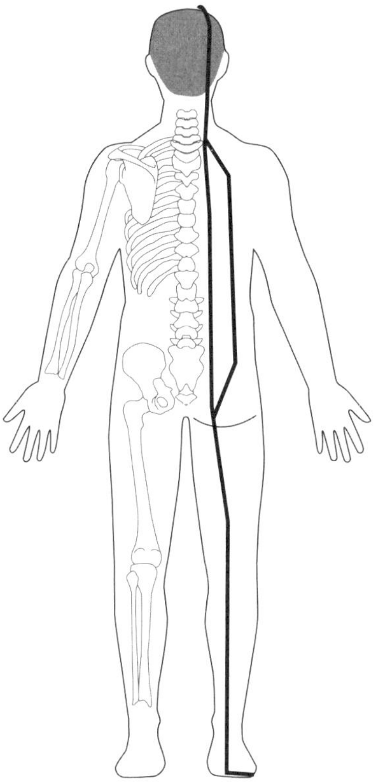

由上往下刮膀胱經

每晚足藥浴，輕鬆排出體內濕毒

足藥浴療法對排除體內濕毒效果很好，中醫師建議體內有濕邪的人，每晚用藥湯泡腳，對改善體質大有幫助。接下來介紹幾種簡單有效的去濕足浴方。

1. 米醋或老陳醋一百五十毫升，加入熱水中泡腳，每周三次，每次十五分鐘，能去除風濕，改善體質。

2. 桂枝、桑枝各十克，伸筋草、透骨草各十五克，乾薑、附子各二十克，花椒、艾葉各三十克。將所有藥材用紗布包好，加入足量清水，煎煮取汁，先熏足後泡腳，每天泡一～二次，每次二十～四十分鐘。

3. 藿香三十～五十克，水煎兩次，取汁混合後浸泡雙足，藥液以泡過足踝為度，每年一次，可除暑濕。

第五招 中醫排濕之生活調養

祛濕不等於「少喝水」

「濕」從字面上看與水有關，它也確實具有液體的特性，所以，有些人就認為，要去除體內濕邪，就要少喝水。這種觀點是錯誤的，因為在中醫學裡，祛濕和少喝水是兩個完全不同的概念。中醫認為，脾主運化水濕，體內濕邪滯留，是由於脾氣虛弱，失於健運導致的，因此，要祛濕，首先必須健脾。而少喝水，不但解決不了「濕」的問題，還會造成體內缺水。

酒助濕邪，少飲為佳

酒性熱而質濕，為溫熱蘊結之品，長期過量飲酒，就會使人體產生濕氣。而體內如果本來就有濕邪，再大量喝酒的話，就會使濕邪更為嚴重。所以，為了祛除體內濕邪，最好不要喝酒，實在遇到推辭不掉的應酬時，也一定要少喝。

少吃鹽，幫助腎排水

要排出體內濕邪，還要少吃鹽，因為人體攝入的鹽分，絕大部分是透過腎臟，以尿液的形式排出，如果鹽分攝取過多，就會加重腎臟負擔，也就不能及時將鈉送走。當血液中鈉離子濃度升高時，由於滲透壓的緣故，較多的水分就會進入血管，因而形成水腫，增加腎臟的工作量。

起居防濕邪，衣物要乾爽

為避免外部濕邪侵襲人體，日常居住的房間一定要注意防潮防濕，保持乾燥，建議大家做好以下幾點：

- 儘量避開潮濕的環境，不要在潮濕之地久留，勿居住濕氣重的地下室。
- 平時應穿著寬鬆透氣的衣服，不要穿潮濕未乾的衣服、蓋潮濕的被子。
- 夏天再熱，也不要貪涼直接睡地板，最好睡在與地板有一定距離的床上。
- 天氣晴朗時，多開窗通風，讓流通的空氣帶走室內的濕氣。
- 地板濕了，立即擦乾，免得濕氣滯留。

- 下雨天應減少外出，出門時最好隨身攜帶雨具，儘量避免淋雨和蹚水。
- 被雨水打濕的雨衣、雨傘以及洗好還沒晾的衣服，儘量不要放在室內。
- 在大汗、雨淋或游泳之後，不宜用風扇或冷氣吹乾，更不要用冷水澆頭和沖身，要及時擦乾身體，並換上清潔乾燥的衣服。
- 陰雨天或室外濕氣較重時，可以利用空調的除濕功能，來保持室內的乾燥。
- 可以運用一些除濕的小方法，如在室內擺放石灰等乾燥劑除濕，點燃檀香或藏香等。

適當出汗，排出濕氣

出汗有利於人體的新陳代謝，對排出體內濕氣也有幫助。不過，出汗除濕應有度，不能片面追求多出汗的運動效果，因為一旦汗出過度，反而會耗損人體元氣。所以，炎熱的夏季，既不要整日坐在冷氣房裡不運動，也要避免劇烈運動，大汗淋漓；冬季人體毛孔閉塞，不易出汗，這時就要多運動，如跑步、快走、健身操等，使身體主動出汗，促進體內濕氣排出。不過運動出汗後，應注意及時補充水分，擦乾身體，並換上乾爽衣服，以免濕邪入侵。

第三篇

寒靠驅，驅寒保暖健身體

什麼是寒？中醫認為，寒是一種陰邪，是自然界六邪的一種，具有寒冷、凝結的特性，最容易損傷人體的陽氣，而導致一系列的寒性病症。

所以，生活中，我們要積極地防寒，當感覺到受寒時，必須採取正確的方法來驅寒，如吃溫熱性的食物、做驅寒運動、按摩、艾灸、泡腳等，總之，只有驅除寒邪，讓身體暖起來才不生病。

寒性體質
必須溫中散寒，
活血化瘀

體內寒邪自我測試

症狀	沒有	很少	有時	經常	總是
怕冷，怕風，手腳發涼，夏季也怕吹冷氣、電扇	1	2	3	4	5
咳嗽時痰稀白，流清涕	1	2	3	4	5
臉色蒼白，或發青、發暗，唇色淡	1	2	3	4	5
不常喝水也不覺得口渴，喜歡喝熱水或熱飲料	1	2	3	4	5
下肢容易痠麻無力，腳踝浮腫	1	2	3	4	5
尿量多，而且顏色較淺	1	2	3	4	5
常打噴嚏，特別是早上起來，遇風噴嚏不斷	1	2	3	4	5
脘腹冷痛、腹瀉	1	2	3	4	5
患有四肢關節疼痛、頸肩痠痛、五十肩、腰痠背痛等症	1	2	3	4	5
女性痛經，月經不調	1	2	3	4	5
得分總計：					

計分方法：原始分＝各個項目分數相加。

轉化分數：0 ～ 100 分。轉化分數＝（原始分－ 10）／ 40×100。

判定標準：寒性體質轉化分數≧ 50 分，判定為「是」；40 ～ 49 分，判定為「傾向是」；＜ 40 分，判定為「否」。

寒虛體質的症狀

●畏寒怕冷，手腳冰涼

寒邪最易損傷人體陽氣，而陽氣受損，溫煦人體的功能也就減弱了，這時第一個感覺就是冷。所以，體寒的人最明顯的症狀就是畏寒怕冷，冬天穿很多衣服還是冷，夏天氣溫高也怕吹冷氣、電扇，而且四肢、手腳經常冰涼。

●感冒時低熱怕冷，全身痠痛

外寒侵襲體表、肌膚，會把體表的衛氣給束縛住，中醫稱為「風寒束表」，這時就會出現一系列風寒感冒的症狀，如低熱、渾身發冷、無汗，全身都緊繃、肌肉關節痠痛，要穿很多衣服或蓋厚被子發點汗，才會覺得舒服點。治療這類感冒的關鍵就是發汗，讓寒邪隨著汗液排出體外。

●咳嗽時痰稀白，流清涕

寒邪侵襲呼吸道時容易引發咳嗽，患者通常會覺得喉嚨癢，一癢就咳嗽；痰咳出是稀白的，呈泡沫狀，很快就能咳出來；有不同程度的鼻塞，流清鼻涕。只要是有這些症狀的咳嗽，就是寒邪導致的，在治療時首先需疏風散寒，然後才能宣肺止咳。

●面色發白或發青、發暗，口唇色淡

人體氣血的運行，是靠陽氣來推動的，當體內有寒邪時，首先損傷的就是陽氣，這樣一來，氣血運行受阻，無法上榮至頭面部，就會使人面色發白或發青、發暗，口唇顏色很淡，而且舌苔也是白的，這都是氣血不盛的緣故。

●劇烈的急性頭痛

頭痛起病較急且劇烈，而且是全頭痛，尤其是前額、太陽穴區最痛，常會牽連頸項部、背部一起痛，並伴有拘緊感。如果不注意保暖，一遇寒頭痛會加重。假使有上述的頭痛現象，就表明頭部受了風寒，治療時得疏風散寒，寒邪沒有了，頭也就不痛了。

●全身關節疼痛或痠痛

體內有寒的人，有個重要的症狀表現，就是關節疼痛或痠痛，如患有筋脈拘攣，肢體伸屈困難、疼痛，頸肩痠痛，五十肩，腰痠背痛等症，而且這種痛得溫則減、遇寒則加重，疼痛部位越多，時間越長，代表體內寒氣越重。《素問．痹論》說：「痛者，寒氣多也，

有寒故痛也。」這是因為寒邪侵入人體，容易損傷陽氣，陽氣虛則氣血津液運行不暢或凝結，阻滯經脈，不通則痛。

● 脘腹冷痛、嘔吐、腹瀉

寒邪入侵脾胃，會使脾陽受損，就容易出現脘腹冷痛、嘔吐、腹瀉等症狀，如果吃了寒涼、生冷的食物或者腹部受了寒，症狀會更加嚴重。

● 下利清穀，小便清長

寒邪入侵心腎，使心腎陽虛，患者就會感覺很冷，手腳冰涼，大便清稀並夾雜有不消化的食物；小便的次數和量都多，而且色清，常常精神萎靡等。當把寒邪驅除體外，陽氣足了，這些症狀也就消失了。

● 痛經，月經不調

很多女性都有過痛經的不愉快經驗，但如果經前或經期小腹冷痛，得熱痛減，拒按（指疼痛部位因按壓而增痛），而且月經量少，顏色暗有血塊，那就說明體內有寒邪了。因為血遇寒則瘀滯，不通則痛，痛經也就產生了。

什麼是寒邪？從何處來？

寒是冬季的主氣，所以寒邪最常見於冬季，但也可出現在其他季節，如春季的「倒春寒」（春季氣溫回升後，遇冷空氣入侵所出現的低溫天氣），夏季涉水淋雨，秋季早晚溫差大或氣溫驟降等，稍不注意就容易感受寒邪。另外，現代人一些不健康的生活方式和習慣，也是引起寒邪入侵的重要原因。

● **運動過少**

中醫認為，「動則生陽。」意思是運動可以產生陽氣，陽氣充足才能溫煦人體。如果久坐不動或體力活動過少，陽氣虛衰，正氣不足，當寒氣來襲時必會被其所傷。

● **過分貪涼**

天氣熱時，有些人貪涼，把冷氣溫度調得很低，或者洗冷水澡、光腳走路、露宿等，這些都容易使外界環境的寒邪進入體內。

●汗出當風

出汗時，全身的毛孔張開，若此時不注意保暖，或者吹了冷風，寒邪就會乘虛而入。

●過食生冷

有的人喜歡吃生冷寒涼的食物，尤其是夏天，冷飲、冰西瓜等是很多人的最愛，雖然吃起來很消暑，但卻損傷了脾胃陽氣，使「寒」內生。

●穿著暴露

有的人天氣涼了還穿得很少。如某些女性愛漂亮，夏天穿露肚裝，冬天穿短裙，寒氣就會透過裸露的肌膚侵入體內。

●長期熬夜

熬夜是最耗傷氣血的，尤其會傷陽，因為夜間陰盛陽衰，需要透過睡眠來保護陽氣，如果長時間睡眠不足，陽氣無法生發，寒邪就會輕鬆進入。

寒邪最易傷陽，是致病的禍根

在中醫看來，寒的本質就是陰氣盛，陽氣不足，故寒邪又稱為陰邪。當人體感受寒邪後，最容易損傷的是陽氣。關於陽氣，我們在前面的章節已經提過，它對人體有溫煦、氣化等作用，一切生命活動都需要陽氣的輔助，可以說陽氣是生命的根本。

當寒邪入侵人體後，體內的陽氣就會奮起抵抗，如果寒氣亢盛，陽氣就會受損，不足以溫煦人體，那最直接的感受，就是開始怕冷、怕風、打寒顫。假使寒邪繼續向身體內部侵襲，傷及經絡、臟腑，那麼，經絡氣血就會凝滯，臟腑的各項生理代謝功能也會減退或下降，種種疾病當然搶著來報到。所以，這個致病的禍根，必須從一開始就驅逐出體外。

冬病夏治，三伏天是驅散寒邪的最佳時機

所謂「冬病」，是指到了冬季症狀更為嚴重，夏季則會減輕的疾病，如慢性支氣管炎、慢性阻塞性肺病、支氣管哮喘、慢性咳嗽等肺系疾病都是如此。對這類疾病的治療，散寒是關鍵。那用什麼治療效果最好呢？就是三伏貼。三伏天貼敷三伏貼可去冬病。所謂的「三伏」是按農曆來算的，陽曆的七月中下旬至八月上旬，是一年中最熱的一段時間。在中醫理論中，夏季是陽氣旺盛的季節，三伏天最熱，陽氣也最盛，相對地陰氣也最弱，人體內的陰寒之氣，也處於最易化解的狀態。所以，選擇此時來驅散體內寒邪是最佳時機。驅寒的方法，可以採用中藥三伏貼或者藥膳食療，效果比冬季更好。

第一招 效果絕佳的五大驅寒中藥

◆香薷

味辛，性微溫，歸肺、胃經。具有發散解表、和中利濕的作用，適用於暑濕感冒、惡寒發熱、頭痛無汗、腹痛吐瀉、小便不利等症。用量為三～九克，水煎服。自汗、陰虛有熱者忌服。

◆附子

味辛、甘，性大熱，有毒，歸心、腎、脾經。其祛寒力強，具有散寒除濕、回陽救逆、補火助陽的作用，適用於寒邪內侵之胃腹疼痛、泄瀉，以及寒濕阻絡之痛風等症。用量為三～十五克，水煎服或入丸、散。孕婦忌服。

◆肉桂

味辛、甘，性大熱，歸腎、脾、心、肝經。可散寒止痛、活血通經，適用於宮寒、心腹冷痛、腰膝冷痛、虛寒吐瀉、痛經等症。用量為一～四．五克，煎湯或入丸、散，或研末浸酒塗擦。有出血傾向者及孕婦慎用；陰虛火旺者慎服。

✦麻黃

味辛、微苦，性溫，歸肺、膀胱經。既能發汗散寒而解表，又可散風透疹，適用於風寒感冒、發熱惡寒無汗、頭痛鼻塞、關節疼痛等症。用量為二～九克，水煎服（宜先煎，去水面浮沫）或入丸、散。體質虛弱而自汗、盜汗、氣喘、陰虛傷食者慎服。

✦花椒

味辛，性溫，歸脾、胃、腎經。能溫中散寒、除濕止痛，適用於脘腹冷痛、嘔吐泄瀉、風寒濕痹等症。用量為三～六克，水煎服或入丸、散；外用：研末調敷或煎湯熏洗。陰虛火旺者忌服；孕婦慎服。

第二招　中醫師推薦的十大驅寒食物

驅寒保暖的飲食原則

合理地調整飲食，對驅除體內寒邪，提高人體的耐寒能力是很有必要的，請遵循以下幾個原則：

1.適度補充能為身體提供熱量的食物。碳水化合物、脂肪和蛋白質是三大產能營養素，多吃富含這三類營養素的食物，如五穀雜糧、瘦肉、雞蛋、魚、牛奶、豆製品、堅果等，就能增加身體熱量的供給，發揮保暖驅寒的作用。

2.多吃溫熱、軟和的食物，即使是三伏天，也要喝熱水，少吃寒涼的食物。生冷的食物多屬陰，越吃身體內的寒邪越重，而牛肉、羊肉、紅棗、桂圓等溫熱性食物可以溫中助陽、補虛祛寒，軟和的食物最有利於養護脾胃，促進氣血的化生。

3.適當多吃一些酸味和辣味食物。酸味食物可生津補陰，有助於防止寒濕之氣在體內淤積；而辣味食物則可促進血液循環，提高散寒保暖的作用。

當歸羊肉湯

【材料】羊肉五百克，當歸、生薑各十五克，鹽少許。

【做法】1. 將羊肉洗淨，剔除筋膜，切成小塊；當歸洗淨；生薑洗淨，切片備用。

2. 將羊肉放入砂鍋內，加入足量清水，大火煮沸，撇去浮沫。

3. 放入當歸、生薑，用中火燉煮至羊肉熟爛，最後加鹽調味即可。

【驅寒功效】補氣養血、溫中散寒，最適宜冬季調補食用。

十大驅寒食物

羊肉

味甘，性溫，歸脾、腎經。能夠溫中散寒、補血助陽，冬季體寒的人吃羊肉既能抵禦風寒，又可滋補身體，能有效改善風寒咳嗽、虛寒哮喘、腎虧陽痿、腹部冷痛、體虛怕冷、手腳冰涼等一切虛寒症狀。發熱、腹瀉、體內有積熱者慎食。

牛肉

味甘，性平，歸脾、胃經。具有溫補脾胃、益氣養血、強筋壯骨的功效，經常吃一些，可改善脾胃虛弱、胃寒、手腳冰涼等體寒症狀。肥胖者、老年人、兒童、消化力弱的人不宜多食。

鰱魚

味甘，性溫，歸脾、肺經。具有溫中益氣、暖胃驅寒之功效，適合脾胃虛寒、腹冷痛、陽虛水腫者食用。胃中有熱，患瘙癢性皮膚病、蕁麻疹、痢疾者慎食。

韭菜

味辛，性溫，歸肝、胃、腎經。其氣味辛香，有溫中行氣、健胃補虛的功效，寒性體質者常吃些，可發揮驅寒保暖的作用。體質燥熱、陽亢，熱性病症，眼疾患者，以及有口臭的人，宜少吃或不吃。

生薑

味辛，性微溫，歸肺、脾、胃經。具有解表散寒、溫中止嘔、化痰止咳之功效，適用於風寒感冒、胃寒嘔吐、寒痰咳嗽、寒性腹瀉、寒性痛經等症及寒性體質者調養食用。不宜一次食入過多；陰虛內熱、胃中有熱、患胃潰瘍及其他熱證者忌用。

✦辣椒

味辛，性熱。感覺身體寒冷的時候，吃幾口辣椒，溫中散寒的效果很好，適用於胃寒疼痛、寒滯腹痛、嘔吐等症。胃及十二指腸潰瘍、急性腸胃炎、肺結核、痔瘡或皮膚急性化膿性感染、牙痛、眼部疾病患者慎用。

✦栗子

味甘，性溫，歸脾、胃、腎經。具有益氣補脾、補腎強筋、活血止血之功效，適合脾胃虛寒、陽虛腹瀉、胃寒嘔吐者食用。糖尿病、疳積（指小兒形體羸瘦，毛髮乾枯，頭大頸細，腹脹肚大，大便不調的症狀）患者慎食。

✦荔枝

味甘、酸，性溫，歸脾、肝經。可以暖脾散寒、溫滋肝血，適用於脾胃虛寒、胃脘寒痛、手腳冰涼、脾虛腹瀉等症。陰虛火旺、出血症、便祕、糖尿病患者及孕婦、兒童則應少食或不食。

✦大蔥

味辛，性溫，歸肺、胃經。具有發汗解表、通陽散寒的功效，適合風寒感冒、頭痛鼻塞、胃寒者食用。體虛多汗者慎食。

✦紅茶

味甘而苦，性溫，可以補益身體、養蓄陽氣、生熱暖腹。身體受寒或胃寒不適時，可用紅茶酌加紅糖、生薑片，趁溫熱慢慢飲用，有暖胃驅寒的功效。慢性腸胃炎患者不宜飲茶；服藥後一小時、飯前半小時、睡前都不宜飲茶。

第三招 驅寒練一練，讓身體暖起來

金雞獨立是專治足寒症的重要功法

有些人即使在炎熱的夏季，依然兩腳冰涼，尤以女性居多。針對這種情況，建議大家多練練單腳金雞獨立這個動作，可疏通經絡，促進血液循環，將人體的氣血引向足底，從而改善足寒症狀。

【操作方式】兩眼微閉，雙手自然放在身體兩側，任意抬起一隻腳，用單腿站立，堅持時間越久，鍛鍊效果越好，但注意不要將眼睛睜開。

撞背，讓你陽氣十足

輕輕撞背——人體背部有主管一身陽氣的督脈，以及分布著五臟六腑腧穴的足太陽膀胱經，透過撞背，可以同時鍛鍊這兩條經脈，調整和振奮全身陽氣、促進氣血運行、強化臟腑功能。

【操作方式】兩腳分開，與肩同寬，背朝牆壁（或樹或柱子）站立，相隔二十公分。全身放鬆，身體向後倒，儘量讓整個背部同時撞到牆壁上。反覆撞擊一百次。

溫馨小叮嚀

撞背注意事項：

- 撞背時，力度要適中，切忌太用力。
- 下午三～五點膀胱經氣血最為旺盛，此時練功效果加倍。
- 有些人撞背時會有頭暈、頭脹、頭痛等不適症狀，只要斟酌控制撞擊時間及力度，不舒服即會逐漸消失。

顫抖功，排除體內寒氣

顫抖功，最早源自於佛家祕禪功法和道家養身功法，即透過全身抖動，使內臟運動、經絡通暢，促進全身氣血的循環，從而達到驅除體內寒氣的目的。

【操作方式】兩腳分開，與肩同寬，雙手自然下垂，兩膝微屈，眼睛微閉，全身放鬆，以下肢帶動全身，一上一下顫抖，速度不宜太快，自然呼吸或深呼吸。每次十～十五分鐘。

温馨小叮嚀

顫抖功注意事項

- 練功地點最好選擇空氣清新的地方，如公園或自家陽台等。
- 練功持續十分鐘以上時，常會出現渾身出汗等現象，為正常反應，堅持下去，即會逐漸消失。

第四招 簡、便、廉、驗，中醫外治驅寒法

敲膽經除寒氣

寒氣會侵襲人體各個部位，其中大腿外側是最容易被侵入的部位之一，而這裡正是膽經的循行路線，所以，寒氣會積存在膽經中，阻礙經絡氣血的流通，影響體內廢物的排出。這時，就可以透過敲膽經來驅除寒氣，疏通經絡。

【操作方式】握拳，用力敲打大腿外側的膽經，從腿根敲到膝蓋，重點敲打環跳穴、風市穴、中瀆穴、膝陽關穴等四個穴位，如果遇到有痛感之處，

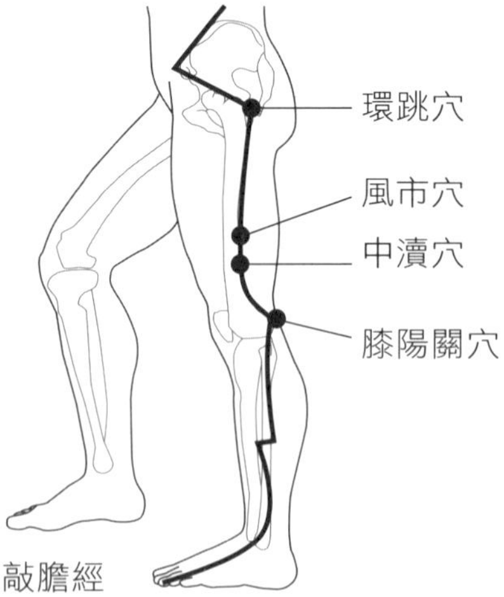

敲膽經

說明寒氣比較重，要反覆敲打。每天敲五～十分鐘。

推揉腹部，小腹暖則寒氣無藏身之地

中醫認為，腹部為「五臟六腑之宮城，陰陽氣血之發源」。小腹更是元氣的中心，也是寒氣最容易侵入的部位，所以，身體的寒往往聚積於小腹，我們只要經常推揉腹部，讓它暖起來，就能讓寒氣再也無藏身之地。

【操作方式】雙手搓熱，以肚臍為中心，使用掌部或四指指腹著力，按順時針或逆時針方向做環形按揉，每次十～十五分鐘。注意用力要均勻，呼吸保持平穩，以腹壁微紅或腹部發熱為度。

經常按摩暖身穴，溫暖全身

身體感覺寒冷，往往都是氣血不暢造成的，經常按摩下列的暖身穴，讓氣血通暢起來，全身都會跟著暖呼呼。

揉搓湧泉穴

俗話說：「若要老人安，湧泉常溫暖。」湧泉穴是腎經的首穴，有補腎壯陽的作用。

而且，足底與全身經絡、臟腑、組織、器官都有密切關係，經常揉搓，可增強人體的防寒保暖能力，改善手腳冰涼症狀。

【取穴方式】位於足前部凹陷處，第二、三趾趾縫紋頭端與足跟連線的前三分之一處（足底前三分之一處，足趾蹠屈時呈凹陷處即是）。

【按摩方法】每天早起和晚上臨睡前，用手掌快速全面揉搓湧泉及足底部，以感覺發燙發熱為度；然後再用拇指指端按揉湧泉穴二～三分鐘，以足心發熱為宜。

按摩合谷穴

合谷穴，是大腸經的原穴，屬陽主表，可擔當起補充大腸經整條經脈氣血的作用。按摩此穴，能宣通氣血、驅寒暖身。

【取穴方式】位於手背第一、二掌骨之間，近第二掌骨之中點。

【按摩方法】用拇指指端，分別按揉兩側合谷

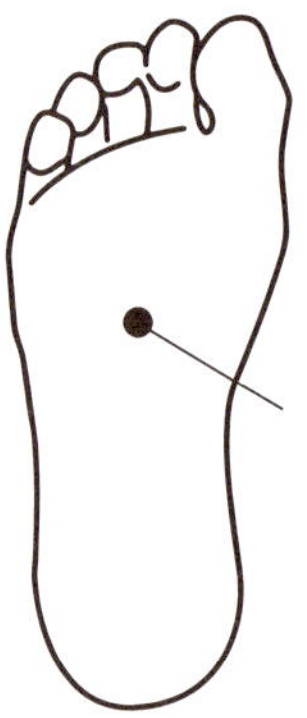

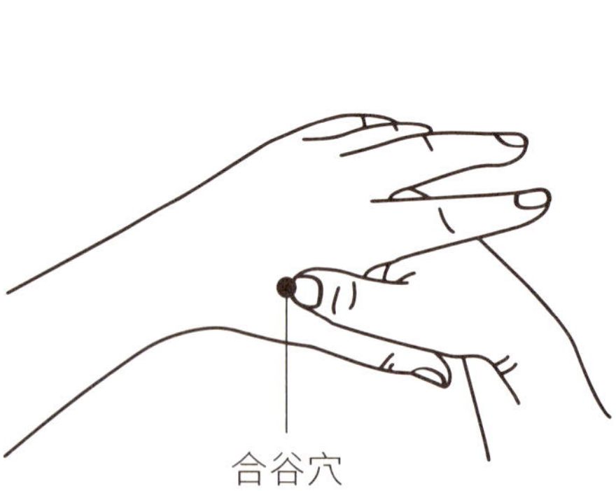

穴各二～三分鐘，有痠麻脹感向手心擴散為宜。

按揉足三里穴

足三里穴是足陽明胃經的合穴，而胃經是多氣多血之經，按摩足三里穴，能通經活絡、扶正祛邪，增加身體的抵抗力，提高耐寒能力。

【取穴方式】位於外膝眼下三寸（四橫指），脛骨外側一橫指處。

【按摩方法】用拇指指端按壓足三里穴，垂直用力，按而揉之，其餘四指握拳或張開，起支撐作用，以協同用力。每次五～十分鐘，力度以有針刺般痠脹、發熱感為宜。

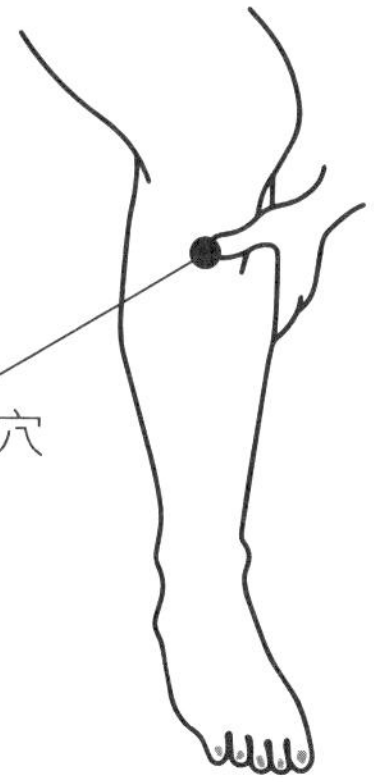

捏脊法，捏出一身陽氣

捏脊法，主要是捏後背的脊椎及兩側的膀胱經。督脈主一身之陽，而膀胱經上分布著五臟六腑的背俞穴，因此，捏脊可調理陰陽，振奮臟腑陽氣。

【操作方式】雙手拇指和食指對合，沿著脊椎把皮捏起來，邊捏邊向前推進，注意，每捏三下將皮膚向上提一次，稱「捏三提一法」。從長強穴（尾骨尖端與肛門連線的中點處）一直推到大椎穴（頸後平肩的骨突部位），算做一遍，共捏六遍。然後用雙手拇指自上而下，分別揉按兩側膀胱經循行部位各三～五次。

艾灸扶陽祛寒，溫通人體經絡

中醫認為，艾葉性溫，屬純陽之性，用艾條來溫灸穴位，滲透力極強，可以驅散寒氣，溫通人體經絡，補充陽氣，不讓寒濕之邪有可乘之機。為了達到更佳的祛寒效果，最好選擇溫和灸、隔薑灸或隔鹽灸的方式，穴位則首選神闕穴、關元穴和氣海穴。

艾條雀啄灸神闕穴：肚臍是「五臟六腑之本，元氣歸藏之根」。點燃艾條對準肚臍（神闕穴），距離皮膚二～三公分，像麻雀啄食一樣，上下來回熏灸。每天施灸十五～三十分鐘，以皮膚泛紅為度。此法可

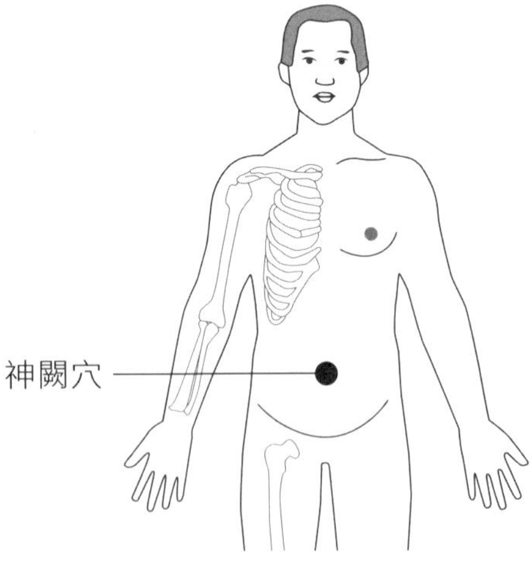

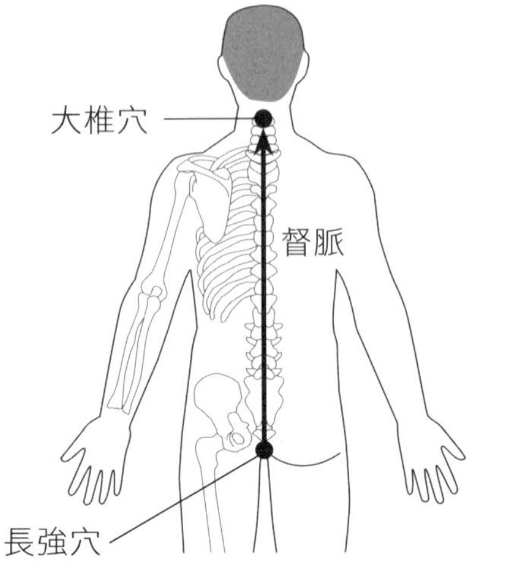

鼓舞一身之陽氣，發揮溫通陽氣、散寒通絡的作用，對寒邪所致的消化不良、腹痛、腹瀉等症療效顯著。

去體內寒邪，可刮痧兩個穴位

刮痧療法可疏通經絡、祛風散寒，一般體內寒氣越重，出痧的顏色越深。所以，如果刮出的「痧」是紫色到黑色之間的痧色，說明體內的寒氣較重。刮痧祛寒常用的穴位主要有兩個：

● **手三里穴**：在前臂背面橈側，陽谿穴與曲池穴連線上，肘橫紋下二寸，有疏經通絡、消腫止痛、清陽利腑的功效。如果有胃寒、肩背受寒疼痛、上肢麻痹等問題，刮此穴效果最佳。

● **溫溜穴**：屈肘，在前臂背面橈側，陽谿穴與曲池穴連線上，腕橫紋上五寸。「溫」即溫暖，「溜」即停留，此穴為手陽明大腸經之郄穴，乃氣血深聚之處，所以有驅寒的作用，體寒、手腳冰涼的人可常刮此穴。

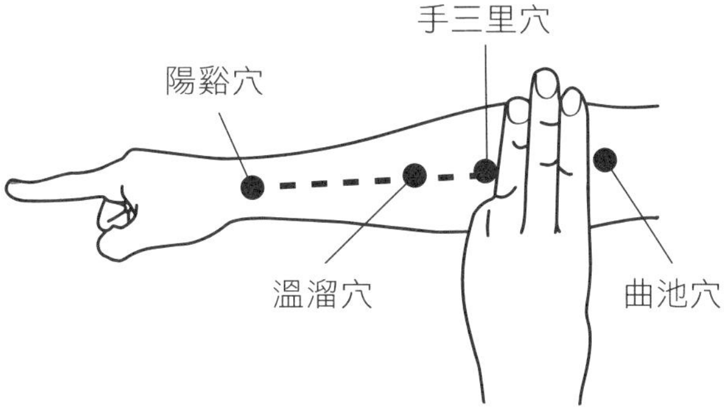

刮痧時，要注意從手三里穴往下刮，當刮過溫溜穴時，手感覺發熱，這就是陽氣被激發起來了。

足藥浴，從足底開始驅趕寒邪

腳是人體中離心臟最遠的部位，天氣寒冷時，腳部血管收縮，血液運行不暢，最容易受寒。同時，人體的三條陰經和三條陽經交會於雙腳，與五臟六腑有密切關係，所以，經常用熱水泡腳，能發揮驅散寒邪的作用。為了加強驅寒效果，還可以選擇一些具有驅寒效果的中藥材，水煎後兌入溫水（三十八～四十五℃）中，每天足浴十五～三十分鐘，以身體後背或額頭微出汗為度。

溫馨小叮嚀

足藥浴的方法

1. 改善手腳冰涼：將生薑二百克，切片或拍扁，放入水中泡腳，有散寒的作用，可改善手腳冰涼、畏寒怕冷等症狀。

2. 治風寒感冒、頭痛：麻黃八克，蔥白三十五克，羌活、生薑各十克。將所有藥材水煎取汁，兌入熱水中，先熏足再浴足，每日一次，每次三十分鐘，出汗即停，可解表散寒。

3. 改善痛經、量少：艾葉五十克，乾薑四十克，桂枝、生薑各三十克，細辛五克。將所有藥材水煎取汁，倒入盆中，待溫度適宜後泡腳。每次三十分鐘，每晚一次，可溫經活血、散寒止痛。

第五招 中醫驅寒之生活調養

經常曬太陽，泡溫泉

俗話說：陽光是個寶，曬曬身體好。溫暖的陽光照射在皮膚上，不僅可以提升身體的溫度，還有增加陽氣、驅寒的作用。曬太陽時，多曬頭、背、手、腳等穴位多的部位，每次二十～三十分鐘，對促進經絡氣血通暢有幫助。但要注意，一天中上午十點到下午兩點是陽光最強的時間，尤其是夏季，要避免曬傷。

除了曬太陽，泡溫泉也是驅寒的一個好方法，但泡的時間要掌握好，一般情況下，每次為十五～三十分鐘。如果一次浸泡的時間過長，容易出現暈眩、全身乏力的現象。

睡眠充足，別熬夜

陽氣是人體溫暖的來源，而睡覺可以養陽氣，因為夜晚陰盛陽衰，尤其是到了晚上十一點（子時），陽氣最弱，如果這時還沒睡覺，陽氣就升發不起來，身體失去溫煦和保護，寒氣也就乘虛而入了。另外，熬夜本身就是一個損耗氣血的過程，氣血虛，寒氣也容易入侵。所以，不論工作有多忙，儘量在晚上十點睡覺，確保睡眠充足，不要熬夜。

遠離生活惡習，避免內生寒氣

生活中一些不良習慣，往往就是寒氣入侵的根源，如果能改掉，就能有效避免寒氣作祟。

●不關注天氣變化，不及時增減衣物，或者頻繁出入冷氣房，室內外溫差過大，這種忽冷忽熱的刺激，最容易使寒氣入侵。所以，一定要勤看天氣預報，外出多帶件衣物，避免受寒。

●短褲、低腰褲、露肚裝等比較暴露的衣服，或者潮濕的衣物等，都容易使身體感受寒邪。因此，穿衣不能少，美和暖都要兼顧，衣服洗後要徹底晾乾再穿，淋雨或運動後衣服濕了要及時更換。

●鞋底太薄會使寒氣從腳底進入身體，所以我們在選鞋子的時候，應選擇有一定厚度的，最好是牛筋底或橡膠底。天氣變涼後，要及時更換成能包裹住腳面及腳踝的鞋，並墊上鞋墊，如果腳出汗了，要及時換襪子和鞋墊。

●光腳在地上走，最容易使寒氣從足底進入身體，所以，即使是夏季，也要穿上鞋走路，天氣太涼時還要穿上襪子。

洗頭後吹乾可防寒

有些人洗頭後喜歡自然風乾，男士的短髮很適合，但女士的長髮至少要一個鐘頭以上才能乾，這段時間裡，頭皮的溫度下降，人體的熱量會不斷地從頭部流失。如果濕髮外出，頭部更容易受到寒氣入侵。所以，建議大家洗頭後立即吹乾頭髮，特別是髮根需要完全吹乾，髮梢吹至七八成乾即可。

溫馨小叮嚀

冷氣房內須做好防護措施

如果必須在冷氣房裡工作一整天，則應準備一件披肩或薄外套，晚上最好能洗個溫水澡，還應多按摩或運動，以免肌肉受寒，引發身體不適。

第四篇

熱靠清，臟腑有熱分別清

什麼是熱？中醫認為，熱即是火。過於旺盛的火，會消耗人體的水液，使其出現某些熱性的症狀，通俗地說，就是上火了。在中醫理論裡，「火」有虛實之分、臟腑之分，每個臟腑都可能會有虛火或實火，所表現出來的現象也是不一樣的，所以，在清熱去火時，一定要先分清虛實，再採取有效的方法。

第一章

肝火旺，施治講究虛火和實火

肝火旺自我測試					
症狀	沒有	很少	有時	經常	總是
頭暈脹痛，血壓上升	1	2	3	4	5
耳鳴如潮或耳聾，耳道紅腫熱痛	1	2	3	4	5
目赤腫痛或眼睛乾澀	1	2	3	4	5
口苦，咽乾，想喝水	1	2	3	4	5
脅肋部灼熱疼痛或脹痛	1	2	3	4	5
鼻出血、咯血、吐血等出血症	1	2	3	4	5
煩躁易怒，容易面紅耳赤	1	2	3	4	5
失眠多夢或噩夢紛紜，甚則狂躁不得眠	1	2	3	4	5
小便短赤，大便乾結	1	2	3	4	5
月經先期	1	2	3	4	5
得分總計：					

計分方法：原始分＝各個項目分數相加。

轉化分數：0～100分。轉化分數＝（原始分－10）／40×100。

判定標準：火旺者轉化分≧50分，判定為「是」；40～49分，判定為「傾向是」；＜40分，判定為「否」。

肝火旺的症狀

●目赤腫痛或眼睛乾澀

中醫認為，「肝藏血，開竅於目」。肝的精氣與眼睛相通，肝經與眼球後的脈絡相連，所以，肝火旺的人會在眼睛反映出來。

實火：目赤腫痛，眼睛紅、腫、疼，如肝火特別旺盛，甚至會突然視力下降或失明。

虛火：眼睛發乾、發澀，甚至會覺得裡面像有沙子似的，下午或晚上症狀會加重。

●煩躁易怒，面紅耳赤

肝屬於剛強、躁急的臟器，主疏泄，與「怒」這種情緒關係密切。因此，肝臟功能的狀況會影響到心情的好壞，肝火旺的人通常易煩躁，愛發脾氣，自己控制不住，發怒時容易面紅耳赤。反過來，過度的情緒反應，如暴怒或長期鬱怒，如果不及時調節，還會加重肝火，使其更旺。

●脅肋部疼痛

肝經的循行路線，是從人體兩肋向上走的，所以，肝火旺的人，通常脅肋部會疼痛。

實火：感覺肋骨這個地方串著疼。虛火：感覺肋骨處隱隱地灼熱疼痛。

●頭暈脹痛，血壓上升

有的人在大怒或勞累後會突發頭痛、頭暈、血壓上升，這其實就是肝火旺導致的，因為肝經上行於巔頂，肝火會沿著肝經侵擾頭部，具體表現為頭部一側或兩側脹痛或牽拉般疼痛，嚴重時連眼睛都跟著抽痛。

●耳鳴如潮或耳聾，耳道紅腫熱痛

肝腎同源，腎開竅於耳，因此肝火上攻，往往會導致耳部的一些病變，如耳鳴如潮、突發耳聾、耳道紅腫熱痛、耳竅脹塞等。常會伴有善怒、面赤、口苦、脅痛等肝火旺症狀。

●口苦，口乾舌燥，咽乾，舌邊紅

火的特點是向上的，因此肝火旺多表現為人體上半身的病症，口舌也會有明顯的症狀。

實火：口苦，舌邊紅絳（鮮紅或深紅）或起芒刺（出現粗糙如尖刺），舌苔黃。

虛火：口乾、咽燥、舌乾苔少等。

● **鼻出血、咯血、吐血等出血症**

因肝藏血，所以肝火太盛，就會灼傷脈絡，使血液妄行，甚至會引起吐血、衄血、咯血、耳出血等出血症。

● **失眠多夢**

肝也藏魂，肝火旺則神不守舍，進而導致失眠。這類人失眠的特點是夜臥不寧，甚則狂躁不得眠，多夢或噩夢紛紜，時常會驚醒，還會盜汗。多是由於惱怒傷肝，肝火逆襲至心，侵擾心神所致，需要疏肝清火才能緩解。

● **月經先期（月經提前）**

肝火旺對女性月經也會產生很大的影響，一個顯著的症狀就是月經提前，經量時多時少，顏色紅或紫，質濃稠或有瘀塊，同時伴有乳房及小腹脹痛、煩躁易怒等。這是由於鬱怒傷肝，肝鬱化熱，侵擾衝任，迫使血液妄行導致，只要疏肝解鬱清熱就會恢復正常。

● **小便短赤，大便乾結**

肝火旺盛會耗傷人體津液，表現在大小便上，就是一些實熱症狀，如小便量少，發黃；大便祕結、艱澀，排出困難等。當然，這些現象在其他臟腑實熱證上也會出現，具體鑑別時，還要綜合考慮是否有肝火旺盛的其他因素。

人為什麼會肝火旺？

什麼是肝火？為什麼要去肝火？

肝火，是一個中醫名詞，係指肝經火盛，內擾於肝的一種病理現象。那麼，肝臟為什麼會「起火」呢？中醫認為，有以下幾個原因：

很多人認為，肝有火不是病，平時多喝水就好了，其實這種認知是錯誤的，因為許多疾病的發生和加重，都與「肝火」有關。肝火旺的人不僅會有目赤、口苦、急躁易怒、頭暈等症狀，還可能導致昏厥、發狂、咯血，以及心肌梗塞和腦血管意外。因此，肝火旺不要掉以

肝為什麼會有火？

- 情志不順，氣鬱化火，其他臟腑火熱累積於肝
- 過食肥甘油膩，辛溫的食物化火
- 肝熱素盛，且熱邪內犯
- 素體陽旺，性及多怒，熱病耗傷肝陰，陰不制陽

輕心，要及時調節，去火養肝。

中醫對肝火旺的認知

中醫理論中，肝火旺是一個廣義的概念，包括外火、內火兩大類。

◎外火：即自然界外邪六淫之一，是影響人體健康的一種「邪氣」，而肝火旺就是外邪干擾的產物，如平時飲食過於油膩、辛辣，情志過度激動、生悶氣等，都容易引發肝火。

◎內火：肝為剛臟（剛指剛強躁急），性喜條達（調和暢達），主動主升，如果人體內氣血津液及臟腑功能失調，就會使肝火偏旺或太過，並升騰上沖、消耗陰液，表現出來的，就是一系列「熱」「赤」「乾」「急迫」等火的特徵。

在臨床上，肝火旺盛又分為不同的證型，如肝火上炎、肝火犯肺、肝火犯胃、肝火挾痰、火旺陰虧等。

	共同症狀	獨有症狀	治法
肝臟實火	肝經陽熱上逆所表現的病證，如頭目脹痛、眩暈耳鳴、面紅目赤、急躁易怒、失眠多夢、口苦等。	耳道紅腫熱痛或突發耳聾、脅肋部灼熱疼痛、各種出血症、小便短黃、大便祕結、舌紅苔黃等實熱症狀。	用瀉法，宜清肝瀉火。
肝臟虛火		眼睛乾澀、口燥咽乾、舌乾少苔、頭重腳輕、腰膝痠軟無力、五心煩熱、盜汗等陰虛症狀。	用補法，宜滋陰降火。

肝火分虛實，要辨證施治

肝火有實火和虛火之分，辨證施治才能順利清肝火。如果去火時，不論虛實，盲目進行，很可能會使肝火更旺。那麼，怎麼辨別肝臟的實火和虛火呢？注意主要症狀就行。

春季清火養肝正當時

在中醫五行中，春季屬木，對應人體的肝臟，因而春季與肝氣相通，是養肝的最佳季節。春季大自然氣溫上升、陽氣逐漸旺盛，肝氣處於生發的狀態，所以春季養生就是在養肝氣，既要讓肝氣順利生發，又要避免其生發太過。

在中醫看來，「氣有餘便是火」，肝氣生發太過，就會引動肝火。因此，春季養肝要多吃清肝火的食物，遵循「少酸增甘」的原則，可以抑制肝氣過於亢盛，同時培補脾氣的虧虛。此外，還要特別注重精神調理，保持情緒樂觀，心態平和，這樣才能使肝氣順達，氣血調暢。

第一招 效果絕佳的十大清肝火中藥

青葙子

味苦，性微寒，歸肝經。具有清肝瀉火、明目退翳的功效，適用於肝火旺盛所致的目赤腫痛、視物昏花、頭痛、眩暈、失眠等症。用量為九～十五克，水煎服。青光眼患者禁用。

菊花

味甘、苦，性微寒，歸肺、肝經。本品既能清肝火，又能散風熱，適用於風熱感冒、頭痛眩暈、目赤腫痛、眼睛昏花等症。用量為五～九克，水煎服、泡茶或入丸、散。氣虛胃寒、食少泄瀉者慎用。

決明子

味甘、苦、鹹，微寒，歸肝、腎、大腸經。本品既能清泄肝膽鬱火，又能疏散風熱，適用於目赤澀痛、多淚、頭痛眩暈、目暗不明、大便祕結等症。用量為九～十五克，水煎服、泡茶；外用：研末調敷。泄瀉和血壓低者慎用。

◆薄荷

味辛，性涼，歸肺、肝經。可宣散風熱、清頭目，適用於外感風熱、頭痛、目赤、咽喉腫痛、口瘡、胸脅脹悶等症。用量為三～六克，水煎（宜後下）或入丸、散；外用：搗汁或煎汁塗。陰虛血燥、肝陽偏亢、表虛汗多者慎服。

◆龍膽草

味苦，性寒，歸肝、膽經。其清熱燥濕、瀉肝膽實火的作用強，並可平息肝風、止痙止痛，適用於濕熱黃疸、頭脹頭痛、目赤腫痛、耳聾耳腫、脅痛口苦、驚風抽搐等症。用量為三～六克，水煎服，或入丸、散；外用：煎水洗或研末調擦。脾胃虛寒、泄瀉及無濕熱實火者慎服。

◆夏枯草

味苦、辛，性寒，歸肝、膽經。善瀉肝火以明目，適用於肝火上炎、目赤腫痛、眼珠疼痛、口眼歪斜、頭痛、暈眩等症。用量為九～十五克，水煎、研末、熬膏，或入丸、散。脾胃虛弱者慎用。

◆柴胡

味苦，性微寒，歸肝、膽經。其既能平肝之熱，又能疏肝解鬱，適用於肝鬱氣滯、胸肋脹痛、黃疸、外感發熱、寒熱往來、瘧疾、頭痛目赤等症。用量為三～九克，水煎、研末或入丸、散。真陰虧損及肝陽上亢者忌服。

◆桑葉

味甘、苦，性寒，歸肺、肝經。善於散風熱而泄肺熱，且可清肝火，適用於風熱感冒、肺熱燥咳、頭暈頭痛、目赤昏花等症。用量為五～九克，水煎，或入丸、散；外用：煎水洗或搗敷。脾胃虛寒者忌用。

◆密蒙花

味甘，性微寒，歸肝經。具有清熱養肝、明目退翳的功效，適用於肝火上炎所致的目赤腫痛、多淚、眼翳、視物昏花等症。用量為九～十五克，水煎服。陽虛內寒者慎服。

◆鉤藤

味甘，性涼，歸肝、心包經。具有清熱平肝、息風定驚的功效，適用於肝火旺所致的頭脹、頭痛、眩暈、驚癇抽搐、小兒高熱驚風、高血壓等症。用量為三～十二克，水煎服，煎時宜後下。體虛者慎用。

第二招 中醫師推薦的十大清肝火食物

肝火旺的飲食原則

在日常飲食中，吃對食物對改善肝火旺的體質很有幫助，以下幾點飲食原則，必須注意。

1. 飲食一定要清淡，少吃肥甘厚味、辛辣、煎炸、燒烤等一切容易上火的食物，尤其是在乾燥多風的春季，更要小心。
2. 多吃具有清肝火作用的食物，如芹菜、綠豆、菠菜、黃瓜、苦瓜、香蕉、奇異果等。
3. 多喝白開水或者喝一些能清肝去火的茶飲，如綠茶、菊花茶、苦丁茶、決明子茶、槐菊茶等，效果都不錯，但要提醒，少喝各種酸甜飲料以及咖啡、濃茶等燥熱性的飲品，它們都容易動「肝火」。
4. 不抽菸，少喝酒。菸酒都是燥熱的，尤其是酒，需要透過肝臟來代謝，喝多了會直接引動肝火，損害肝臟。

綠豆海帶粥

【材料】綠豆、水發海帶、白米各五十克。

【做法】1. 綠豆洗淨後，用清水浸泡二~四小時；白米淘洗乾淨；海帶洗淨、切成小塊。

2. 將綠豆、白米、海帶一起放入鍋中，加水煮成粥即可。

【清肝火功效】清熱除煩、涼血解毒，尤其適宜夏季肝火旺盛時調養食用。

十大清肝火食物

◆蘆薈

味苦，性寒，歸肝、胃、大腸經。具有清肝火的作用，適用於肝火旺導致的頭痛、目赤驚風等症。脾胃虛寒者及孕婦慎用。

◆芹菜

味甘、微苦，性涼，歸肝、胃經。具有平肝降壓、清熱涼血的功效，可輔助治療早期高血壓、頭痛、失眠等症。芹菜葉營養更為豐富，故在食用時不應擇莖棄葉；血壓偏低、脾胃虛寒、經常腹瀉的人應慎食。

◆荸薺

味甘，性寒，歸胃、肺經。具有清熱瀉火、化痰消積的功效，適用於肝經熱、黃疸濕熱、熱病傷津煩渴、咽喉腫痛、高血壓、小便不利等症。虛寒、血虛、血瘀者及經期女性忌食。

◆番茄

味甘、酸，性微寒，歸胃經。酸入肝，經常食用，可清熱平肝、涼血解毒、生津消食。脾胃虛寒、大便稀溏、腹脹者和經期女性慎生食；不宜吃未成熟的青色番茄。

◆生菜

味甘、微苦，性涼，具有清肝利膽、清熱養胃的功效，可以緩解肝火旺所致的頭暈、目赤、黃疸、小便不利等症。脾胃虛寒、尿頻者少食。

◆苦瓜

味苦，性寒，歸心、脾、肺經。《滇南本草》中記載，苦瓜「瀉六經實火，清暑益氣，止煩渴」。適用於肝火上炎、目赤疼痛等症。脾胃虛寒者慎食；在烹調入菜之前，最好將其放入開水中汆燙，以去除過多的草酸。

◆綠豆

味甘，性涼，歸心、胃經。具有清熱瀉火、解毒保肝的功效，肝火旺盛、經常應酬喝酒的人可常食。脾胃虛寒或虛弱，正在服用溫補藥物的人，以及經期女性都慎吃。

◆桑葚

味甘、酸，性微寒，歸肝、心、腎經。具有滋陰補血、固精益腎、生津止渴等功效，適用於肝臟虛火所致的頭暈目眩、耳鳴、心悸、失眠等症。糖尿病、脾胃虛寒、大便稀溏者慎食。

◆薺菜

味甘，性平，歸肝經。具有清瀉肝火、養肝明目的功效，人們在春季容易肝火旺盛，使眼睛出現乾澀、脹痛等症狀，這時吃點薺菜就能有效緩解。脾胃虛寒、便溏、有血栓的患者慎食。

◆金針

性平，味甘、微苦，具有清熱利尿、解毒消腫、止血除煩、養血平肝、利咽寬胸、清利濕熱等功效。對肝火上炎所致的善怒、失眠多夢、目赤腫痛、口苦口渴等症狀較為適宜。其鮮品含有秋水仙鹼，會造成中毒症狀，故不能生食，需加工曬乾。

第三招

練功清肝火，打造不上火的體質

練「噓」字訣降肝火

「噓」字訣是六字訣養氣功之一，與人體五臟中的肝臟相對應，常練此功可發揮清理肝臟濁氣、清肝明目、疏肝解鬱的作用。發音：噓讀 xū，屬牙音。

口型：兩唇微合有橫繃之力，牙齒露出微縫，舌尖向前並向下向內微縮，要讓氣從臼齒間、舌兩邊的空隙中慢慢呼出體外。動作要領：自然站立，兩腳分開，全身放鬆，兩膝微屈，兩臂自然下垂，目視前方，呼氣念「噓」字。以上動作早晚各做六遍。

溫馨小叮嚀

練噓字注意事項

- 練功時要全身放鬆，動作柔和緩慢。
- 練功時要配合腹式呼吸，先呼後吸；呼氣吐音時，音調要柔細勻長，使氣呼盡。

第四招 簡、便、廉、驗，中醫外治清肝火法

按摩「去肝火穴」，讓肝不再上火

按摩太衝穴

太衝穴是肝經的腧穴、原穴，負責調控肝經的總體氣血，有平肝潛陽、清肝瀉火、疏肝理氣的功效。凡是肝火旺所致的頭痛、眩暈、目赤腫痛、耳鳴、咽痛、脅痛等，都可透過按摩此穴來緩解。

【取穴方式】太衝穴位於足背側，第一、二蹠骨結合部之前凹陷處。

【按摩方法】用拇指指腹分別按壓兩側太衝穴，每次五～八分鐘，稍用力，以有痠、脹、

痛感為佳。

按摩陽陵泉穴

陽陵泉穴是膽經的合穴，亦是筋之會穴，按摩此穴，可清瀉肝膽實火、舒筋通絡，常用於肝鬱或肝火旺盛所致的脅痛、黃疸、口苦、嘔吐、泛酸水、失眠、下肢痿痹、關節痙攣腫痛等症。

【取穴方式】在小腿外側，腓骨頭前下方凹陷處。

【按摩方法】用拇指指腹按住陽陵泉穴，其餘四指併攏托住腿肚，稍用力，按先順時針後逆時針的方向各按揉二~三分鐘，以有痠脹感為宜。

按摩行間穴

行間穴是肝經的滎穴，在五行中屬火，按摩此穴，具有泄肝火、疏氣滯的作用，可治療肝火旺盛引起的頭痛、目赤腫痛、口苦、脅肋脹痛、煩躁易怒等症，以及肝氣鬱滯引起的脅痛、呃逆、月經不調等症。

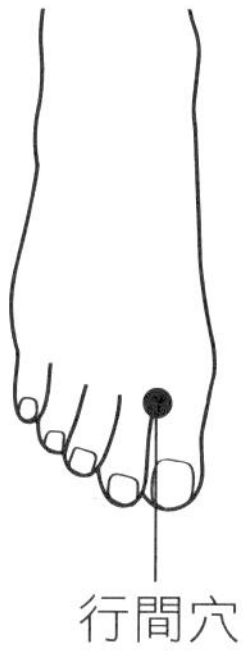

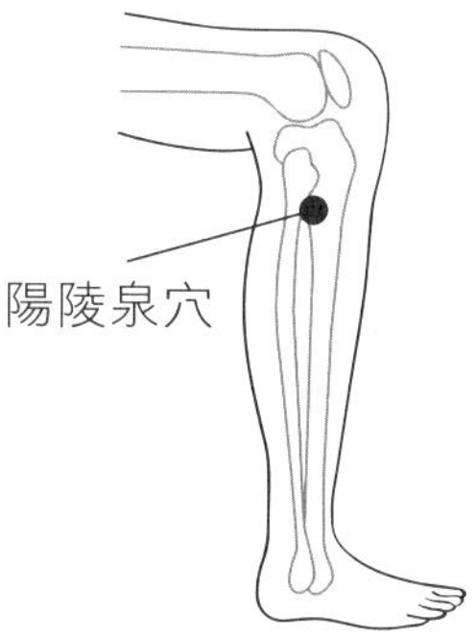

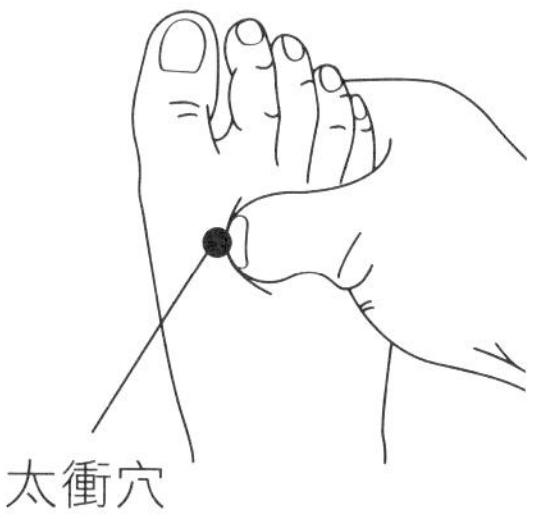

【取穴方式】位於足背側第一、二趾間，趾蹼緣後方的赤白肉際處。

【按摩方法】用拇指指端分別按壓兩側行間穴五秒鐘，鬆開五秒，再按壓五秒，如此反覆二十次。此穴常搭配太衝穴一起按摩，可用拇指指端由太衝穴向行間穴方向推按，反覆三～五分鐘。

推肝經、敲膽經，調理肝火旺

●**推肝經**：晚上臨睡前按摩，取坐姿，左腿向前伸直，右腿彎曲平放，雙手交疊，掌根放在右腿的大腿根部，用力向下推至膝蓋，反覆推四十～五十遍，然後用同樣的手法推左腿的肝經。可有效疏肝清熱，並增強肝臟的排毒功能。

●**敲膽經**：肝膽相表裡，每天敲膽經也能達到清肝火的作用，方法很簡單，早晨起床後，握拳，稍用力，快速敲打大腿兩側（從胯起，沿著褲縫一直到膝蓋下），每次敲二～三分鐘，以有熱、麻等感覺為佳。

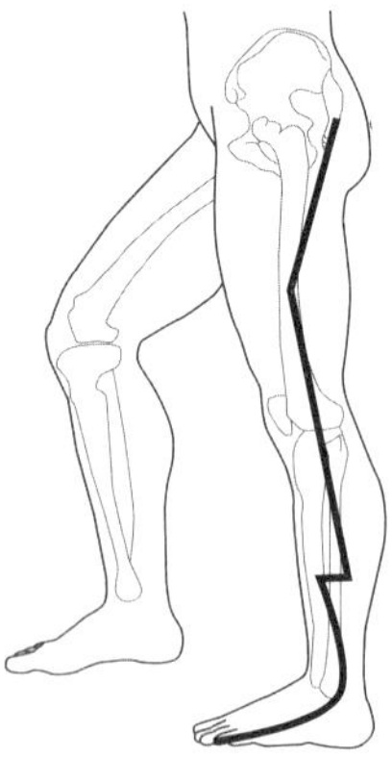

每天敲膽經

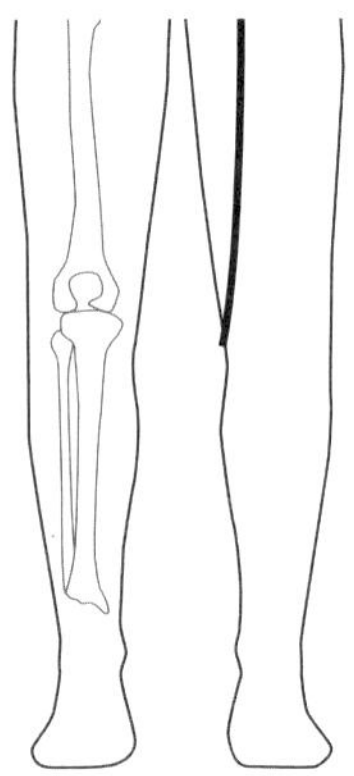

由上而下推肝經

肝主筋，揉「地筋」可調肝去火氣

人體有天筋和地筋之分。天筋藏於目，地筋隱於足。中醫認為，肝主筋。所謂筋，就是連綴四肢百骸，並富有彈性的筋膜，如人體的韌帶、肌腱等都是筋。揉筋，可以調理肝臟功能，尤其是位於足底的「地筋」，經常揉一揉，能有清瀉肝火的作用。

【按摩方法】將足底面向自己，足趾上翻，就會在足弓處出現一條大筋，用拇指指腹（或者按摩棒）反覆按摩、搓揉這條筋，每天十分鐘，直至把它揉軟。肝火旺、脾氣暴躁的人，地筋很硬，繃得像琴弦一樣，揉時很痛，就更要多揉。

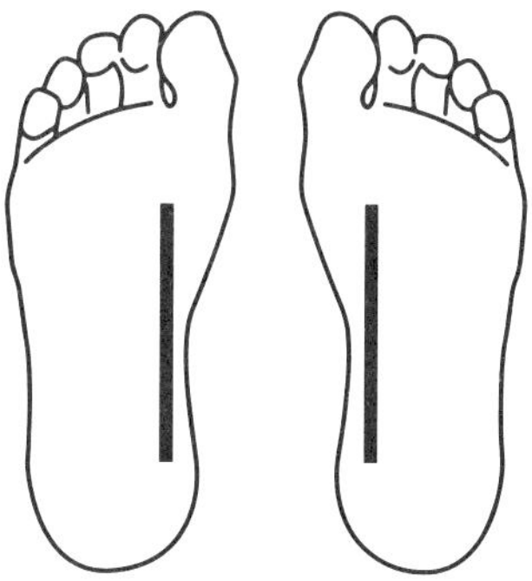

地筋

每天刮肝經及其重點穴位，疏肝瀉肝氣血通

- **刮兩肋：**用刮痧板蘸些刮痧油，從上而下，由正中線向兩側輕輕刮拭兩肋的肝經區域，重點刮期門穴（肝經的募穴，位於乳頭垂線和第六肋間交點）。刮拭時，動作要慢，遇到疼痛或結節的部位要反覆刮。可疏肝解鬱，有效緩解焦慮、憂鬱、煩躁等負面情緒。

●**刮太衝穴：**用面刮法（即用刮痧板的二分之一長邊或整個長邊，傾斜四十五度，均勻地向同一方向刮拭），由近端向遠端刮拭太衝穴三分鐘，可緩解肝火旺，特別適合脾氣暴躁的人。

●**刮行間穴：**用瀉法（逆著肝經運行的方向刮，即從行間向太衝的方向）刮拭行間穴三分鐘，可清瀉肝火、疏肝理氣，上火牙痛、目赤腫痛、失眠、脅痛者可常刮。

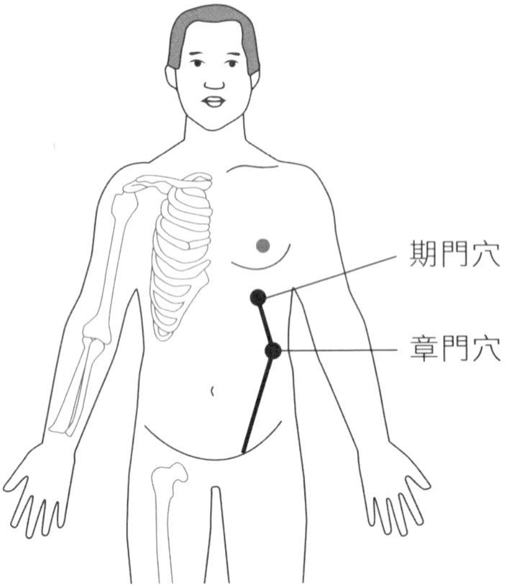

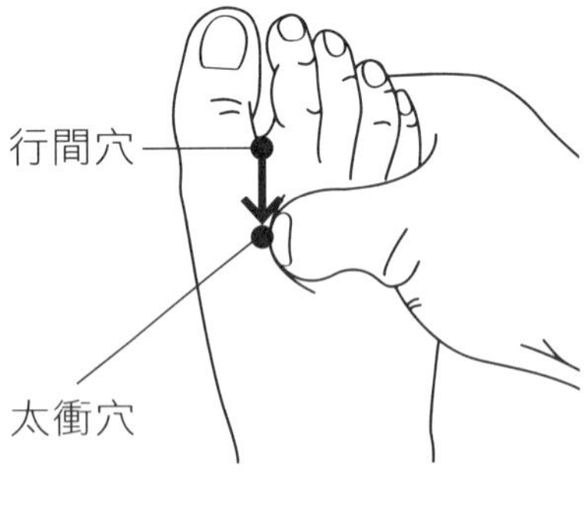

第五招 中醫清肝火之生活調養

晚上要早睡，保證足夠睡眠

養肝首先要保證睡眠充足，人在熬夜後通常會雙目赤紅，或者情緒易煩躁，這都是肝火上亢的結果。中醫認為，「人臥則血歸肝」，晚上十一點至凌晨三點時，膽經、肝經當令，是肝臟修復、排毒的最佳時機，而這些工作必須在深度睡眠狀態下才能進行。如果長期熬夜，肝臟得不到休息，就會使肝火上升，肝血虧虛，各種疾病也就層出不窮。所以，儘量不要熬夜，每天晚上十一點之前一定要入睡。

調整睡姿，側臥養肝氣

透過睡眠來養肝時，最好採取側臥的姿勢，因為肝經的循行路線在人體兩側，側臥的時候，能養護肝氣，並使血歸到肝經裡，有利於調理肝臟的藏血功能，增強其解毒作用。

當然，不管是左側臥還是右側臥，都能養肝氣，建議以右側為佳，微屈雙腿，這樣心臟處於高位，不受壓迫；肝臟處於低位，有利於回血；還能夠促進胃腸蠕動，加速食物的消化吸收。

少生氣，心情舒暢最養肝

情志與肝臟的關係非常密切，《黃帝內經》說：「喜怒不節則傷肝，肝傷則病起，百病皆生於氣矣」。可見，要養肝，首先就要注重精神上的調適，控制好自己的情緒，少生氣，保持心情舒暢，才能使肝臟平和、肝氣舒暢，我們也會少生病。

但生活中總會有生氣、煩躁、壓抑、鬱悶等壞情緒的時候，這時，與其心裡難受，不如採取一些方法來排解，如進行娛樂活動，包括看電影、聽音樂、到郊外踏青或出遊等，都可以實現怡情養肝的目的。

房事有節制，養腎即是養肝

《黃帝內經》說：「入房過度則傷腎」。縱慾無度，不知節制，會耗精傷氣而致腎精虧虛。中醫認為，肝腎之間，陰液互相滋養，精血相生，所以又稱為「肝腎同源」。腎精不足必會導致肝血虧虛，而肝血虧虛，又可影響腎精的生成。若腎陰不足，肝失滋養，會引起肝陰不足，不能制約肝陽，而使肝陽亢奮，無所節制，或肝風內動，氣火上擾，所以，在房事上一定要有所節制。

當然，在行房次數方面，並沒有一個統一的標準和規定的限制，大家可以根據自己的年齡、體質、健康狀況等靈活掌握。如果第二天身心舒適，不感到疲勞，就說明房事適度；假使出現腰痠背痛、疲乏無力等症狀，就說明房事過度了，應當減少行房次數。

「肝火」是忙出來的

現代生活節奏快，工作繁忙，競爭多。而在壓力面前，人們就容易緊張、著急、脾氣大，這樣一來，肝火自然就旺了。所以，為了降肝火，要合理安排工作和生活，學會釋放壓力。

第二章

心火旺，要做到通心脈、安心神、清心火

心火旺自我測試					
症狀	沒有	很少	有時	經常	總是
發熱，午後或夜間明顯，勞累後症狀會加重	1	2	3	4	5
面色發紅或兩顴潮紅，目澀	1	2	3	4	5
口渴、口乾、口苦	1	2	3	4	5
舌紅少津，或舌尖紅，有潰瘍	1	2	3	4	5
心煩、急躁，容易生氣、易發脾氣	1	2	3	4	5
心胸煩熱，手腳心發熱或出汗	1	2	3	4	5
失眠，入睡困難，而且夢多、易醒	1	2	3	4	5
盜汗	1	2	3	4	5
小便量少、發黃，排尿時灼熱澀痛；便祕	1	2	3	4	5
咯血，鼻出血	1	2	3	4	5
得分總計：					

計分方法：原始分＝各個項目分數相加。

轉化分數：0 ～ 100 分。轉化分數＝（原始分－ 10）／ 40×100。

判定標準：心火旺者轉化分≧ 50 分，判定為「是」；40 ～ 49 分，判定為「傾向是」；＜ 40 分，判定為「否」。

心火旺的症狀

●舌尖紅，長口瘡，或舌紅少津

《黃帝內經》中說：「心開竅於舌，在色為赤」。意思是心的病症，可以從舌象上顯露出來，而心所主的顏色是紅色。中醫又將舌按部位分屬五臟：舌尖屬心肺、舌邊屬肝膽、舌中屬脾胃、舌根屬腎。所以，心火旺的人通常舌尖紅，這是心火上炎導致的。

實火：舌尖紅或在舌尖上長口瘡，潰爛疼痛；舌苔黃。

虛火：口唇、舌尖都很紅，但不會起泡，也沒有潰瘍；舌很乾，舌苔很少或是沒有。

●失眠多夢

這是心火旺的一個典型症狀，因為心主神明，心火內熾，心神被擾，使心神不安而致失眠。不過，心臟實火和虛火所導致的失眠症狀是不一樣的，大家一定要分清楚。

實火：心中煩熱，甚至有點心神不寧、坐立不安，心跳加快，心慌，多噩夢等。

虛火：心煩、入睡困難，而且夢多，晚上稍微有點動靜就會受影響等。

●面色發紅或兩顴潮紅

中醫認為：「心者，其華在面，其充在血脈，在色為赤」。也就是說，心的生理功能正常與否，可以從面色變化反映出來，而且紅色是心臟的本色，所以，心火旺盛的人通常面色發紅，中醫學稱為「面赤」。

實火：經常紅光滿面，是由於心火亢盛，熱盛則血脈充盈，血色上榮所致。

虛火：兩側顴骨潮紅，是由於陰虛不足以斂陽，虛火上炎所致。

●口渴、口苦或口乾

心火旺盛，循經上炎至口，會引起口渴、口苦或口燥咽乾等症狀。

實火：口渴，喜歡喝冷飲，嘴裏發苦。

虛火：口燥咽乾，喝多少水都不管用。

●心煩氣躁，愛發脾氣

心火旺的人常常心煩氣躁，心裡莫名其妙地著急，坐立不安，像火燒火燎的感覺，有的人甚至會因為一點小事大發脾氣。這其實就是心火亢盛的典型症狀，因為「心藏神」，心火旺會擾動心神，使心神不安，心浮氣躁。

●五心煩熱，午後潮熱

陰虛則陽亢，虛熱內生，所以，心有虛火的人，常會感覺手足心發熱或有汗，總想用手握冷東西，睡覺時手腳也喜歡伸出被子外，午後或夜間明顯，勞累後症狀會加重。

●盜汗

盜汗是指人在入睡以後汗出異常，醒後汗泄即止的一種病症。心有虛火的人，常會出現盜汗的現象，如有的人是睡到半夜出汗，有的人一入睡就出汗，有的人是剛閉上眼睛一會兒就出汗。通常入睡時間越短時出現盜汗，出的汗量越大，病情越嚴重，應及時診治。

●小便短赤，大便乾結

心有實火的人，通常小便尿量少、發黃，喝了很多水尿還是黃的，而且排尿時灼熱澀痛，大便乾結，這是典型的實火症狀，乃心火熾盛，下移灼傷津液造成的。如果是心有虛火，尿不一定黃，而且大便也不一定很乾，大家要注意區分。

●咯血，鼻出血

有些心火旺的人還會出現咯血、鼻出血等症狀，凡是有出血症的人，就說明心火過於熾盛，灼傷脈絡，血熱妄行。所以，為了避免這些嚴重症狀的出現，一定要在心火剛起的時候，就趕緊想辦法來清心火。

人為什麼會心火旺？

什麼是心火？為什麼要去心火？

中醫認為，心在五行中屬火，因此，當心出現心熱火旺的病症時，就稱為心火。中醫的「火」是人體保持氣血平衡的一種元素，一旦有所偏盛或虧虛，就會導致疾病發生。就像心火，是藏在心血裡面的，由心血之陰來壓制它。如果受到外界刺激，使心火變得亢盛；或心陰虧虛，不足以抑制心火，那它就會四處亂竄肇事，使人產生一系列的心火旺症狀，甚至會引發高血壓、腦溢血、心肌梗塞等急重症，危害很大。所以，當感覺心火偏旺時，一定要及時清火養心。

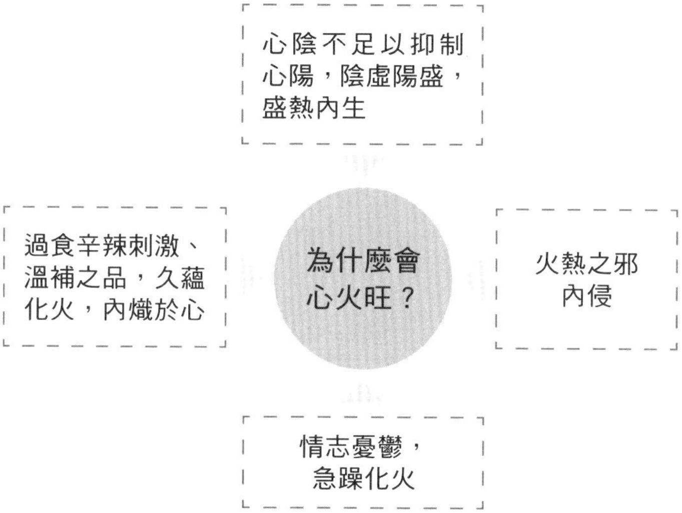

中醫對心火旺的認知

心火旺是中醫證候名，是指由內外因素導致的臟腑功能失調，水火不相濟，心火內熾，擾亂心神的一連串毛病。那麼，心火旺是什麼原因引起的呢？（見前頁圖）

心火分虛實，要辨證施治

心火旺有可能是實火造成，也可能是虛火導致。實火和虛火所引起的症狀是不一樣的，所以在治療時，一定要分清虛實。

夏季尤其要注意清心安神

心為陽臟而主陽氣，且夏季以火熱為主，與人體的心相對應，心的陽氣在夏季最旺盛，稍不留意，就很容易使心火上亢，耗傷人體的陰血、陰氣，因此很多人在夏季，常常會出現頭昏腦脹、氣短乏力、睏倦煩躁、心神不安、中暑、休克等症狀，發生心、腦、腎等併發症的比例，明顯高於其他

	症狀表現	治法
心有實火	舌尖紅絳、長口瘡，面赤口渴，心中煩怒，夜寐不安，小便短赤，大便乾結等。	用瀉法，宜清心瀉火。
心有虛火	舌尖紅、少苔或無苔，口乾舌燥，五心煩熱，潮熱，盜汗，兩顴發紅，心悸怔忡，失眠多夢等。	用補法，宜滋陰補血、養心安神。

季節。

所以，夏季尤其要注意清心安神。首先需保持心情舒暢，避免情緒大起大落，以免以熱助熱，火上加油；其次還可以在飲食上加以調整，比如多吃些苦味的食物，中醫理論指出，苦味都是入心經的，有泄降心火的作用。

第一招 效果絕佳的六大清心火中藥

蓮子

味甘、澀，性平，歸脾、腎、心經。具有養心安神、益腎澀精、補脾止瀉的作用，適用於心悸失眠、夜寐多夢等症。用量為六～十五克，水煎或入丸、散。腹部脹滿及大便燥結者慎服。

蓮子心

味苦，性寒，歸心、腎經。可清心安神、交通心腎，適用於神志不清、胡言亂語、失眠遺精、血熱吐血等症。用量為二～五克，水煎服或入散劑。寒性體質者慎用。

竹葉

味甘、淡，性寒，歸心、肺、膽、胃經。具有清熱除煩、生津利尿之功效，適用於熱病煩渴、面赤、小便短赤、口舌糜爛等症。用量為乾品六～十五克，鮮品十五～三十克，水煎服。脾胃虛寒及便溏者慎用。

◆穿心蓮

味苦，性寒，歸心、肺、大腸、膀胱經。清熱解毒、涼血消腫，可用於一切熱毒之症，如感冒發熱、咽喉腫痛、口舌生瘡等。用量為六～九克，水煎服。陽虛症及脾胃弱者慎服。

◆燈心草

味甘、淡，性微寒，歸心、肺、小腸經。既能入心清心火，又可利尿泄熱以引導心火下降。適用於心煩失眠、小兒心熱夜啼、口舌生瘡，咽喉腫痛等症。用量為一～三克，水煎服。虛寒者應慎用。

◆黃連

味苦，性寒，歸心、脾、胃、肝、膽、大腸經。善清上焦火熱，適用於高熱、心火亢盛、心煩不寐、目赤、牙痛等症。用量為二～五克，水煎服或入丸、散。陰虛煩熱、胃虛嘔噁、脾虛泄瀉、五更泄瀉者慎服。

第二招 中醫師推薦的五大清心火食物

心火旺的飲食原則

要改善心火旺的體質，飲食調養很關鍵，建議大家遵循以下的飲食原則。

1.飲食要清淡，多喝水。少吃肥甘厚膩、辛辣的食物，戒菸限酒，以免助火生痰，使心火更旺；也不可貪涼吃太多的冷飲，以免影響脾胃功能。

2.多吃些苦味食物，如苦瓜、葉萵苣、苦蕎麥、杏仁、蓮子心等。中醫認為，苦入心，是心火的天敵，可發揮清心火、去暑熱的作用。

3.多吃些酸味食物，如酸梅、烏梅、山楂等，其有斂陰生津的作用，可緩解心有虛火的症狀。

4.心有虛火的人，可以多吃些養陰清熱的食物，如雞蛋、銀耳、桑葚、小麥等。

5.心有實火的人，要多吃些清熱去火、偏涼性的食物，如綠豆、西瓜、梨、奇異果等。

涼拌苦瓜

【材料】苦瓜一條，彩椒半個，蒜泥、香油、醋、醬油、鹽各適量。

【做法】1. 將苦瓜洗淨，一剖為二，刮去內瓤，切成薄片；彩椒洗淨，切絲。

2. 將苦瓜片放入熱水中汆燙三十秒，撈出瀝乾水分。

3. 苦瓜和彩椒一起裝盤，放入調味料，拌勻即可。

【清心火功效】清熱解毒、清心明目、促進食慾。

五大清心火食物

◆小麥

味甘，性涼，歸心、脾、腎經。具有除煩瀉熱、養心安神、生津止渴的功效，適用於心神不寧、失眠、眩暈、更年期症候群、煩躁不安、神經衰弱、自汗盜汗、口腔潰瘍等症。

雞蛋

味甘，性平，具有滋陰養血、潤燥除煩、鎮心安神之功效，適用於熱病煩悶、燥咳聲啞、目赤咽痛、胎動不安、產後口渴等症。每天吃一～二個為宜，不宜多食；有痰飲、積滯及宿食內停者慎食。

銀耳

性平，味甘、淡，歸肺、胃、腎經。質潤多液，滋潤而不膩滯，善於養陰清熱、潤燥生津，適合陰虛火旺、肺源性心臟病、津少口渴者調補食用。風寒咳嗽、濕痰壅盛、腹瀉者慎食。

桑葚

味甘、酸，性寒，歸心、肝、腎經。具有滋陰補血、固精益腎、生津止渴的作用，對心火旺所致的眩暈耳鳴、心悸失眠、多夢、津傷口渴等症，有很好的輔助治療功效。糖尿病、脾胃虛寒、體虛便溏者慎食。

西瓜

味甘，性寒，歸心、胃、肺、膀胱經。具有清熱解暑、瀉火除煩的作用，能引心包之熱，從小腸、膀胱下瀉，尤其適合夏季心火旺、暑熱煩渴、高熱不退、小便不利者食用。脾胃虛寒、腹瀉、口腔潰瘍者應少食或不食。

第三招 清心火動一動，打造不上火的體質

搖頭擺尾去心火

持續練習，可使整個臟腑和軀幹運動起來，緩解由心火旺所致的心煩、心悸、失眠、口舌生瘡、小便赤黃等症狀。

動作要領：雙腳分開，與肩同寬，上身直立，屈膝半蹲成馬步，兩掌扶於膝蓋上方（圖1）；身體重心右移，上身向右傾；身體重心左移，上身由右向前、向左旋（圖2）；復原，放鬆，再做另一側（圖3）。左右各重複十～十五次。

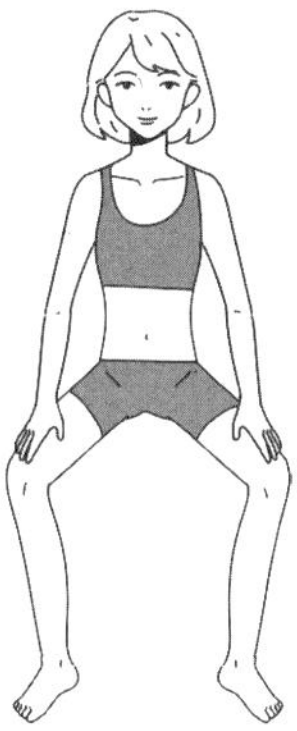

（圖1）

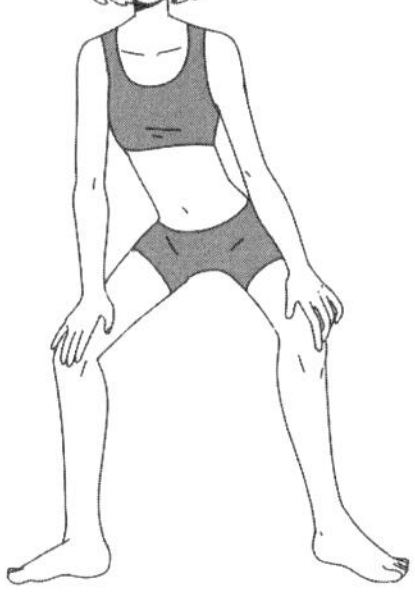

（圖2）

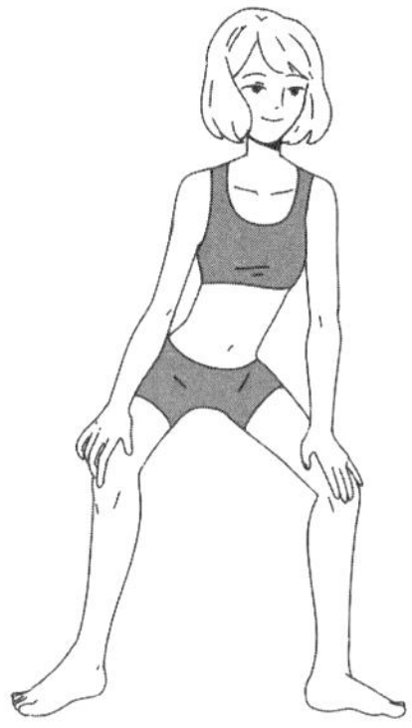

（圖3）

溫馨小叮嚀

搖頭擺尾操注意事項

- 練習時，雙腳不動，儘量做到挺胸塌腰。
- 保持動作的連貫性。
- 扭轉的速度要柔和緩慢，幅度要大。

第四招

簡、便、廉、驗，中醫外治清心火法

心火旺盛，輕拍五分鐘快速去火

現代人壓力大，常常會有無名之火，對人體健康影響甚鉅。這裡教大家一個簡單易行的方法，來快速去除心火。

彈撥腋窩：腋窩的頂點有個極泉穴，拍打此處能寬胸理氣、通經活絡、調和氣血。方法是右手上舉，用左手食指彈撥右腋窩五分鐘，然後再彈撥左腋窩。

手刀砍肘窩：肘窩是心經循行的一個重要位置，如果心煩意亂、心火比較大的時候，可加大力度砍肘窩。方法是左臂伸直，右手繃直成手刀狀，砍左肘窩五分鐘，然後再砍右肘窩。如果在肘窩處出現紫色，說明心火很大。

疏泄心火，按摩「滅火穴」很有用

揉按大陵穴

大陵穴是手厥陰心包經的腧穴和原穴，是輸送心包經元氣的重要通道，五行屬火。揉按此穴，有很強的清心瀉火功效，能有效緩解心火亢盛引起的心痛、心悸、驚悸、癲狂等症。

【取穴方式】大陵穴位於腕掌橫紋的中點處，掌長肌腱與橈側腕屈肌腱之間。

【按摩方法】用拇指指腹沿順時針方向揉按大陵穴，每次三~五分鐘。

點按神門穴

神門穴是心經的原穴，五行屬火，因此，心經實證、心火旺盛的人點按此穴，即可達到疏通心氣、清心瀉火的作用，對緩解心火旺盛引起的心煩、驚悸、失眠、健忘等有幫助。

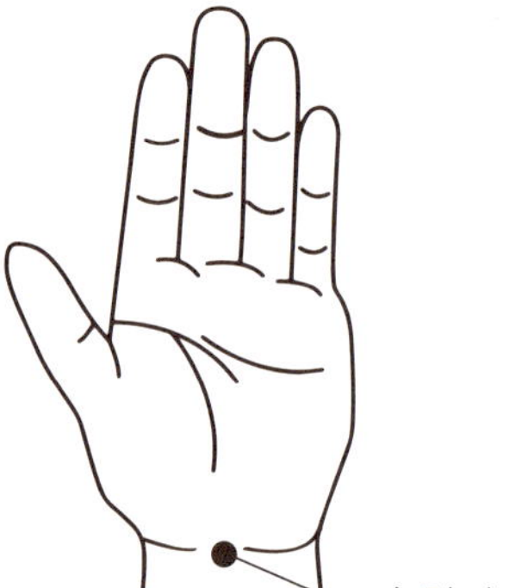

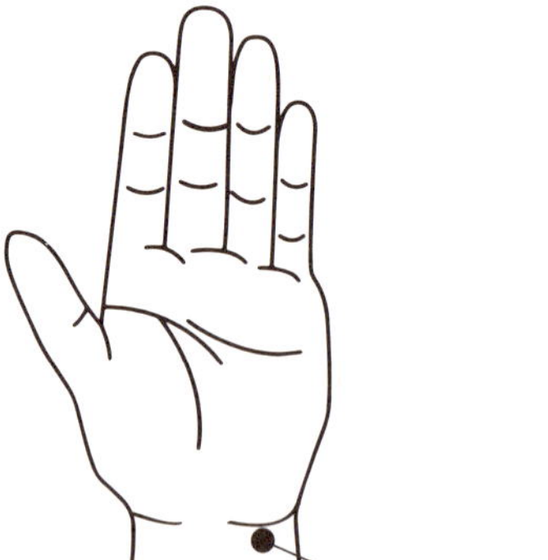

【取穴方式】神門穴在腕部，腕掌側橫紋尺側端，尺側腕屈肌腱的橈側凹陷處。

【按摩方法】用拇指指端的側面點按神門穴，力度先輕後重，有節奏地點按二～三分鐘，然後再輕揉此穴二～三分鐘，以穴位處略微有痠、麻、脹的感覺為佳。

按壓勞宮穴

勞宮穴是心包經的滎穴，五行屬火，具有清心火、安心神的作用。按摩此穴，可治療因心火亢盛引起的失眠、神經衰弱、煩躁易怒等症。

【取穴方式】勞宮穴位於手掌心，第二、三掌骨之間偏於第三掌骨，握拳屈指的中指尖處。

【按摩方法】用拇指指端稍用力按壓勞宮穴二～三分鐘，再按揉二～三分鐘，以穴位處有痠痛感為佳。然後用同樣的手法按摩另一側勞宮穴。

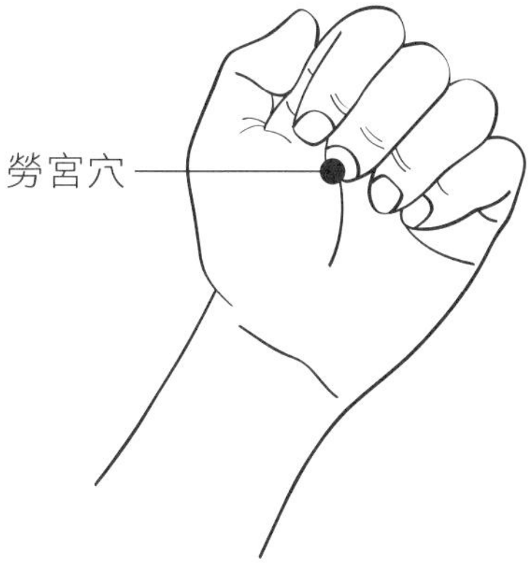

刮痧心經、心包經，快速「滅心火」

手少陰心經循行於人體的手臂內側，在心經的循行位置上刮痧可直接瀉心火。手厥陰心包經也行走於手臂內側，主治人體橫膈膜以上的虛熱症，凡是胸悶、氣短、心火旺等，一切與心臟有關的不適症狀，都可以透過刮拭心包經來緩解。

【刮痧方法】用刮痧板蘸取適量刮痧油，以其薄邊為著力點，從肩部內側開始向下刮至腕橫紋處，在肘橫紋處可做停留，重點刮拭尺澤穴、曲澤穴、少海穴及內關穴。手法宜剛柔相濟，刮時出痧越多，說明心火越旺。

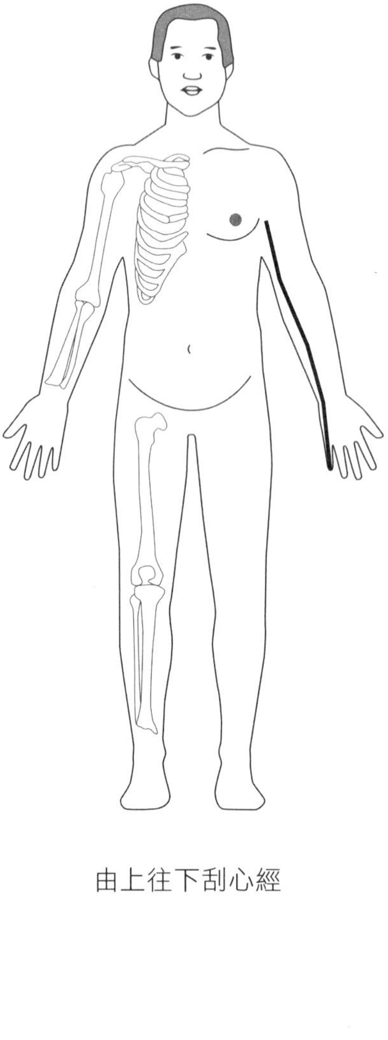

由上往下刮心經

心火過旺貼湧泉，瀉心火治失眠有奇效

心火過旺會使人陽氣亢盛，導致失眠，建議用中藥貼敷湧泉穴，就可以發揮瀉心火、促進睡眠的功效。湧泉穴是腎經的首穴，腎的經氣從湧泉穴生發出來，而在中醫五行中，腎主水，腎水能克心火，貼敷湧泉穴，能使腎氣更為旺盛，而上克心陽，達到瀉心火的目的。

貼敷湧泉穴

【取穴方式】在足底部，蜷足，位於前腳掌三分之一的凹陷處。

【貼敷方法】將十克吳茱萸磨成粉，用蜂蜜調和成膏狀，貼敷於雙足湧泉穴，用紗布覆蓋，膠帶固定。每日換藥一次，連用三～五天。

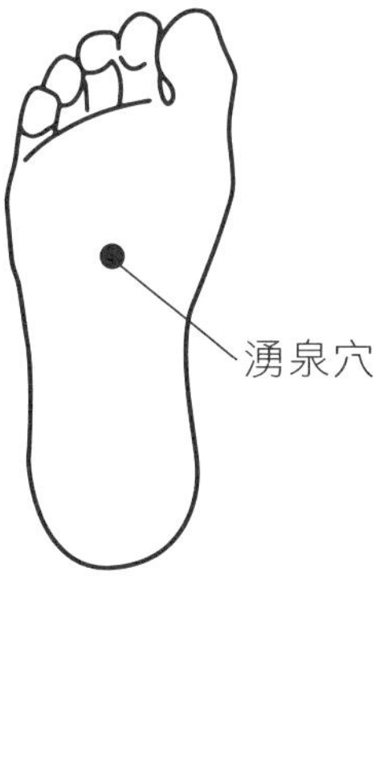

第五招 中醫清心火之生活調養

中午小睡，最能去心火

在睡眠養生方面，中醫講究睡子午覺。子，即子時，晚上十一點~凌晨一點；午，即午時，上午十一點~下午一點。子時熟睡，可養肝膽；而午時小憩，則可去心火。因為午時是心經當令，陽氣最盛，陰氣最弱，此時人最好處於休息狀態，這樣才能養陰以制陽，達到陰陽平衡，心火自然就燒不起來。

所以，建議大家中午能抽空休息三十分鐘，睡著最好，睡不著也要閉上眼，靜下心來休息，這樣才可以養陰寧神，清心瀉火。

寢具適當才養心

寢具對養心、去心火也有一定的影響。首先，床和被子要軟硬適當。心臟功能較差者，可採取半臥式的睡姿，對減輕心臟負擔有幫助。另外，炎熱的夏季最好使用涼蓆，老人、小孩及身體較弱者可選用草蓆、藤蓆或竹蓆，一般人則可選用竹蓆。

其次，枕頭高低要適度，且夏季不宜再使用布棉枕頭，以免汗水浸濕滋生細菌，還不利於散熱，最好選擇用竹子等材料製作的涼枕。

溫馨小叮嚀

如何挑選枕頭？

枕頭寬度：約為肩寬的一．二五倍。

枕頭高度：仰睡時與拳頭的高度相當。側睡時為拳頭的一．五倍。

靜則神藏，情緒平和心火自滅

心火旺的人，通常情緒波動都比較大，心煩、暴躁、易怒。但反過來，心情越煩躁，心火就越旺。所以，要想防止心火內生，首先就要使自己的情緒和緩下來，不要因為心情煩躁就亂發脾氣。如果心情實在欠佳，不如做一做深呼吸。

閉上眼睛，儘量放鬆，同時靜靜地觀察呼吸，如果注意力無法集中，可以在吸氣的時候默念「吸」，在呼氣的時候默念「呼」。持續幾分鐘，煩躁的心情就會逐漸平靜下來，心火因此得到很好的控制。

夏季高溫心火旺，降溫降火很重要

夏季天氣炎熱，主陽，最容易助長心火，所以，夏季養心，學會降溫很重要。

【正確的降溫方法】

1. 早晚氣溫低時開窗通風換氣，中午氣溫高時緊閉門窗，拉好窗簾。
2. 多喝白開水，也可喝些綠豆湯、酸梅湯、苦丁茶等來清熱解暑、生津止渴；適當多吃些涼性瓜果蔬菜，如苦瓜、西瓜、絲瓜、黃瓜等。
3. 儘量避免在強烈陽光下進行戶外工作或活動，特別是午後高溫時段；外出時穿淺色或素色的防曬衣、褲，戴遮陽帽、草帽或撐遮陽傘。
4. 溫水沖澡：用稍低於體溫的溫水沖澡或沐浴，睡前洗效果最好。
5. 出汗多時，可用溫熱的毛巾擦身體，促使皮膚透氣，達到降溫目的。

【錯誤的降溫方法】

1. 地上灑水降溫，只是暫時的效果，時間一長，水汽蒸發，更容易造成悶熱。
2. 喝冷飲或吃冰鎮水果，易損傷脾胃。
3. 穿得過少或打赤膊，皮膚不但散熱功能減弱，反而會從外界環境中吸收熱量。穿得太少還很容易被紫外線曬傷。

4. 洗冷水澡，會使毛孔收縮，將散熱的通道堵住，導致體內的熱無法散發。

5. 睡在地上，使毛孔受寒收縮，汗排不出，不能解暑，還易受寒。

第三章

肺熱，潤肺宣肺清熱是關鍵

肺熱自我測試

症狀	沒有	很少	有時	經常	總是
發熱或惡寒	1	2	3	4	5
口乾渴，咽喉腫痛；或者口燥咽乾疼痛，聲音嘶啞	1	2	3	4	5
鼻腔乾燥或有熱烘烘的感覺；或鼻塞、流黃涕	1	2	3	4	5
咳嗽有黃痰；或者乾咳無痰或少痰，且痰很黏	1	2	3	4	5
胸痛，咯血	1	2	3	4	5
舌紅苔黃或舌紅少津	1	2	3	4	5
面部長痤瘡	1	2	3	4	5
皮膚乾燥、乾裂，甚至出血或患魚鱗癬	1	2	3	4	5
手足心熱，心胸煩熱，潮熱盜汗	1	2	3	4	5
大便乾燥	1	2	3	4	5
得分總計：					

計分方法：原始分＝各個項目分數相加。

轉化分數：0 ～ 100 分。轉化分數＝（原始分－ 10）／ 40×100。

判定標準：火旺者轉化分≧ 50 分，判定為「是」；40 ～ 49 分，判定為「傾向是」；＜ 40 分，判定為「否」。

肺熱的症狀

●發熱或惡寒

燥熱之邪侵襲人體時，衛氣抗邪，人體就會發熱。然衛氣被外邪所束縛，肺衛失宣，人就會惡寒，怕冷。

●咳嗽有黃痰，或乾咳無痰或少痰

燥熱之邪襲肺，使肺失清肅，或者肺陰不足，虛火內生，灼液成痰，人就會開始咳嗽。由於導致肺熱咳嗽的原因不同，患者表現出來的具體症狀也有所區別。

肺有實火：咳嗽，略黃痰或腥臭膿痰，且不易咳出。嚴重者會咳嗽氣喘。

肺有虛火：乾咳無痰，或痰少而黏，不易咳出，有時還會痰中帶血，這是肺絡受灼，絡傷血液導致的。

●鼻腔乾燥熱烘，或鼻塞、流黃涕

肺開竅於鼻，肺熱傷津化燥，氣道失其濡潤，或者肺陰不足以向上滋潤呼吸道，就會出現鼻腔乾燥的症狀。

肺有實火：鼻腔乾燥，出氣的時候覺得熱烘烘的，嚴重的人還會流鼻血；伴有感冒症狀時，還會出現鼻塞不通、流黃濁涕等症狀，這是由肺氣失宜、鼻竅津液為肺熱所熏導致的。

肺有虛火：鼻腔很乾，但只是單純乾，感覺不到熱。

●唇、舌、咽乾燥

肺熱的人還會感覺唇、舌、咽等都很乾，這也是肺熱傷津或陰液不足所致。

肺有實火：口乾渴，喜歡喝冷飲；咽喉紅腫疼痛；舌紅苔黃。

肺有虛火：口燥咽乾，喝多少水都沒有用；喉嚨痛但不紅腫，聲音嘶啞；舌紅少津，少苔或無苔。

●皮膚乾燥

肺主皮毛，肺臟透過宣發作用，把津液等物質輸布於體表，以滋養皮膚毛髮。但肺熱會影響肺的宣發功能，津液輸布不及時，皮毛失於滋養濡潤，皮膚就會出現乾燥、乾裂症狀，甚至出血或患魚鱗癬；頭髮也變得乾枯，黯淡無光，甚至還會掉髮。

●胸痛，咯血

肺位於胸腔內，如果外界燥邪侵襲肺部，生熱化火，就會灼傷肺絡，患者往往容易出現胸痛的症狀，甚至還會咯血或咳吐膿血腥臭痰。

●面部長痤瘡

痤瘡，俗稱「青春痘」、「粉刺」，從中醫角度來看，痤瘡的發生多是因體內有熱造成；患者大多喜歡辛辣、肥甘厚膩的食物或者情緒不佳，導致肺經熱盛，灼傷陰津，熱毒淤積於面部，就會出現痤瘡。

●五心煩熱，潮熱盜汗

這是肺熱的典型症狀。虛熱內熾時，人會感覺手腳心發熱，心胸煩熱，尤其是午後發熱症狀會加重，兩側顴骨發紅，而且夜裡會出現盜汗。當然，這是肺虛火導致的，要與肺實熱症區別開。

●大便乾燥

肺與大腸相表裡，風燥熱邪襲肺，肺之燥熱下移大腸，使大腸傳導功能失常，就會出現大便乾燥的症狀。也正因為如此，中醫常用潤腸通便的方法來清肺熱。

人為什麼會肺熱？

什麼是肺熱？為什麼要清肺熱？

肺熱，也叫肺火，乃中醫的病機概念，是指人體感受外邪或因七情內傷，影響了肺的正常生理功能，使人出現口乾舌燥、咳嗽、咽痛等一系列熱症的症候。臨床上，肺熱的常見病因主要有三個：

原發病因：肺為嬌臟，最易受溫、熱、燥邪感染而生熱化火。

繼發病因：其他臟腑任何一臟有熱，也都會傳導給肺而引起肺熱。

誘發病因：氣候驟變、空氣乾燥、長期吸菸、空氣中霧霾或粉塵汙染嚴重等。

肺熱對健康的危害巨大，初期會使人體出現一些熱症，如果不及時診治，即逐漸使肺熱熾盛，導致肺的宣發肅降功能失調，而引起水濕停聚成痰，形成痰熱為患的嚴重情況；甚至進一步發展為肺炎、慢性阻塞性肺病、慢性肺源性心臟病等，且與肺癌的發生有密切關係。所以，當肺熱尚在初期時，就要及時清肺熱。

中醫對肺熱的認知

中醫認為，肺熱屬於溫病範疇，也有實火和虛火之分，肺熱盛極化火則為實火，肺陰虛而生火則為虛火，因此清肺火的時候一定要分清。

	病因	症狀表現	治法
肺有實火	感受外邪，身體素來陽氣旺盛，五志化火。	呼吸氣粗、鼻乾唇燥、流鼻血、咽喉腫痛、口乾口渴、咳黃痰，甚至痰中帶血、大便乾燥、痤瘡等。	疏風解表，清肺利咽。
肺有虛火	久咳傷肺陰，外感熱病傷及肺津，以及其他勞損致肺陰不足。	口燥咽乾、乾咳無痰或少痰、咯痰不爽、久咳不癒、皮膚乾燥、手足心熱、盜汗等。	養陰清肺。

第一招 效果絕佳的五大清肺熱中藥

沙參

味甘、微苦，性微寒，歸肺、胃經。具有養陰清熱、潤肺化痰的功效，適用於陰虛久咳、肺熱咳嗽、咯痰黃稠、燥咳痰少、津傷口渴等症。用量為十～十五克，水煎服或入丸、散。風寒咳嗽者忌服。

川貝

味苦、甘，性微寒，歸肺、心經。可清熱潤肺、化痰止咳，適用於肺熱燥咳、乾咳少痰、陰虛勞嗽、咳痰帶血等症。用量為三～九克，水煎服或入丸、散；研粉沖服，一次一～二克。脾胃虛寒及有濕痰者慎用。

澎大海

味甘，性寒，歸肺、大腸經。其質輕宣散，善於開宣肺氣、清泄鬱火、利咽開音、潤腸通便，適用於肺熱聲啞、乾咳無痰、咽喉乾痛、熱結便祕、頭痛目赤等症。用量為二～三枚，沸水泡服或煎服。脾胃虛寒，風寒感冒引起的咳嗽、咽喉腫痛，肺陰虛導致的咳嗽，低血壓、糖尿病患者，均慎用。

◆桔梗

味苦、辛，性平，歸肺經。可開宣肺氣、祛痰排膿，適用於外感咳嗽、痰多、咽喉腫痛、音啞等症。用量為三～九克，水煎服或入丸、散。陰虛久嗽、氣逆及咯血者忌服。

◆枇杷葉

味苦，性涼，歸肺、胃經。能清肺氣、降肺火、止咳化痰，適用於肺熱痰嗽、氣逆喘急、咯血、衄血、煩熱口渴等症。用量為五～十克，水煎、熬膏或入丸、散。胃寒嘔吐及風寒咳嗽者慎用。

第二招 中醫師推薦的五大清肺熱食物

肺熱的飲食原則

肺有熱了，除了吃一些清肺熱的中藥，在飲食上也要注意：

1. 飲食以清淡為主，可以多喝白開水，增加排尿量，達到清肺熱的作用，但是不要喝飲料。
2. 儘量不吃肥甘厚味、辛辣、油炸、燒烤等食物，這些東西都會助熱生火，加重肺熱。
3. 戒菸酒。菸、酒都是燥性之品，會直接加重肺熱症狀。
4. 適當進食一些清熱潤肺、養陰生津之品，如梨、枇杷、蜂蜜、銀耳、白蘿蔔等及新鮮蔬果。
5. 多吃些富含維生素A和C的食物，如胡蘿蔔、高麗菜、奇異果、柳橙等，既能清肺熱，也可提高呼吸道黏膜的抗病能力。
6. 多吃些富含膳食纖維、能預防便祕的食物，如白菜、木耳、芹菜、金針菇等，因為肺與大腸相表裡，大腸通暢，對清肺熱十分有益。

冰糖雪梨湯

【材料】雪梨一個，冰糖適量。

【做法】1. 雪梨洗淨，帶皮切成小塊。

2. 把切好的雪梨和冰糖一起放入鍋中，加入適量清水，煲煮二十分鐘即可。

【潤肺功效】滋陰潤肺、清熱生津。

五大清肺熱食物

◆雪梨

味甘、酸，性涼，歸肺、胃經。具有滋陰清熱、生津潤燥、潤肺化痰的作用，適用於熱病傷陰或陰虛所致的乾咳、口渴、便祕等症，也可用於內熱所致的煩渴、咳喘、痰黃等症。脾胃虛寒、風寒咳嗽、寒性痛經者及產婦慎食。

◆枇杷

味甘、酸，性涼，歸肺、脾、肝經。其功效緩和，既能祛痰止咳、生津潤肺，還能清熱健胃，適用於胸悶多痰、久咳不癒、感冒上火、咽乾口渴、大便乾、小便黃等症。陽虛體質、脾虛便溏、糖尿病患者慎食。

◆柿子

味甘、澀，性寒，歸肺、大腸、心經。具有清熱潤肺、生津解毒的功效，適用於咳嗽、口渴、口瘡、吐血、熱痢、便血等症。脾胃虛寒、痰濕內盛、外感咳嗽、脾虛泄瀉、瘧疾患者慎食鮮柿子。

◆無花果

性平，味甘，歸肺、胃、大腸經。能清熱、化痰、理氣，適合風熱型咳嗽多痰胸悶者食用。糖尿病患者及糖耐量異常者慎用。

◆白蘿蔔

味甘、辛，性涼，歸肺、胃經。具有清熱生津、潤肺化痰之功效，可生食、榨汁或煮水喝，對肺熱所致的咳嗽痰多、痰黃黏稠難咳、急慢性咽喉炎、扁桃腺炎等症有效。脾胃虛寒或陰盛偏寒體質者不宜多食。

第三招

清肺熱練一練，打造不上火的體質

多做腹式呼吸，清除肺內濁氣

腹式呼吸能加強胸、膈呼吸肌的肌力和耐力，並將那些停滯在肺底部的濁氣吐出來，有利於肺臟的保養。

選擇空氣清新的環境，站、坐或仰臥均可，舌尖抵住上顎，用鼻慢慢吸氣，胸部保持不動，腹部最大限度向外擴張，吸氣過程五～六秒；屏息一秒，然後用口將氣徐徐呼出，胸部保持不動，腹部最大限度回縮，呼氣過程五～六秒。每口氣持續十～十五秒鐘，反覆練習十～十五分鐘，以稍熱微出汗為宜。

多做有氧運動，清理肺內垃圾，增強肺功能

有氧運動可以增強和改善心肺功能，提高身體的攝氧能力和抵抗力。所以，空氣品質好時，建議大家多到戶外做一些適合的有氧運動，如步行、慢跑、打球、騎自行車、健身操、廣場舞、太極拳等。不論做哪種運動，都不可過於劇烈，以免大汗淋漓耗傷津液。

第四招 簡、便、廉、驗，中醫外治清肺熱法

肺熱了，按摩穴位來降溫

按摩魚際穴

魚際穴是肺經的滎穴，五行屬火，具有清肺熱、利咽喉的作用，凡外感風熱、燥熱傷肺，或陰虛內熱、熱傷肺絡等所導致的病症，都可以取魚際穴來治療。

【取穴方式】魚際穴位於第一掌骨中點橈側，赤白肉際處。

【按摩方法】用拇指按住魚際穴，稍用力，上下推動，會有痛感及強烈的痠脹感，每次按摩五～十分鐘，每天一～二次。

按摩少商穴

少商穴是肺經的井穴，善於清肺瀉火，祛除外邪，且有很強的宣泄鬱熱作用，對清肺熱效果顯著。

【取穴方式】少商穴在手指，拇指末節橈側，指甲根角側上方〇・一寸。

【按摩方法】用拇指指甲的甲緣垂直掐少商穴，以有刺痛感為度，每次二～三分鐘。也可用棉棒或牙籤的鈍頭來點按少商穴，反覆三十～五十次，左右手交替刺激。

按摩尺澤穴

尺澤穴是肺經的合穴，有清熱和胃、清肺瀉火的作用，以治療肺臟實證、熱證為主，如咳喘、胸部脹滿、咯血、潮熱、咽喉腫痛等症。

【取穴方式】尺澤穴位於肘橫紋中，肱二頭肌腱橈側凹陷處。

【按摩方法】屈肘，用拇指指腹按壓尺澤穴，

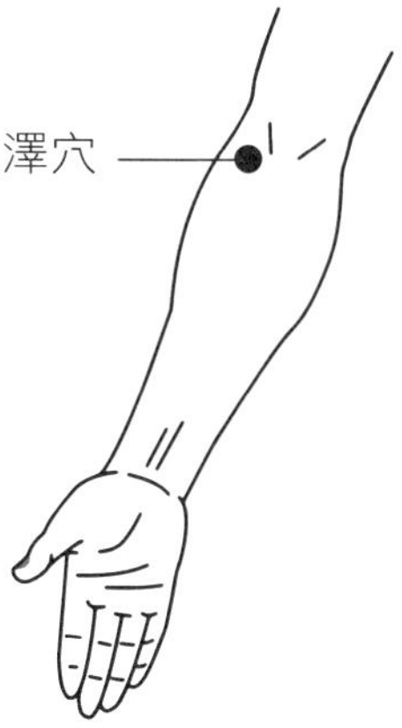

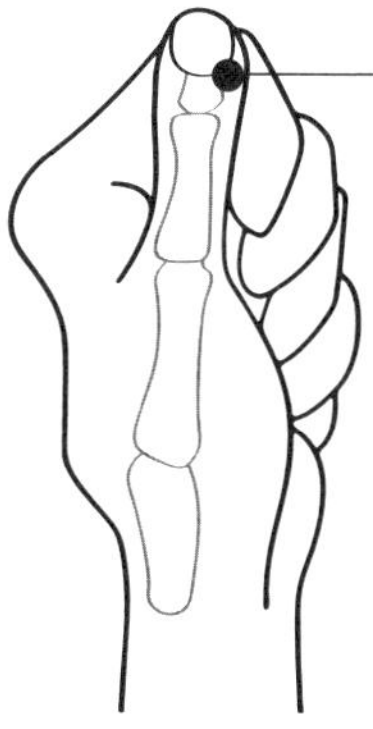

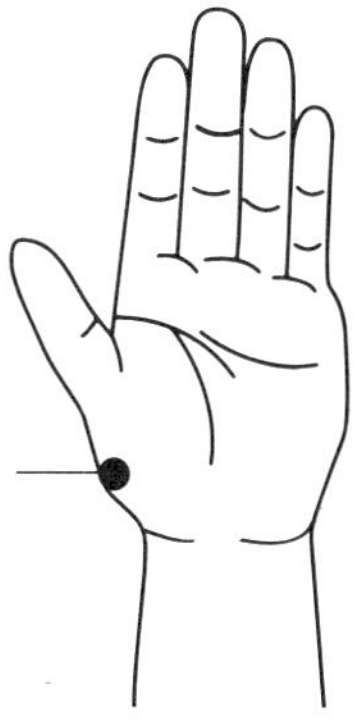

稍用力，以穴位處有痠痛感為佳，每次按壓二～三分鐘。

拍打、推按肺經，行氣活血、清泄肺熱

肺經，全稱是手太陰肺經，是人體十二正經循行之首。它有一條主幹、一條分支，主幹分布於胸、手臂內側、拇指橈側。刺激肺經，可以疏通經絡、行氣活血、清瀉肺熱。

拍打肺經：左手握空拳，從右肩窩開始，沿著手臂偏外側向下拍打到拇指指端，重點拍打肩窩、肘部和掌根等，肺經最容易堵塞的部位。反覆拍打五～十分鐘，然後換另一側。

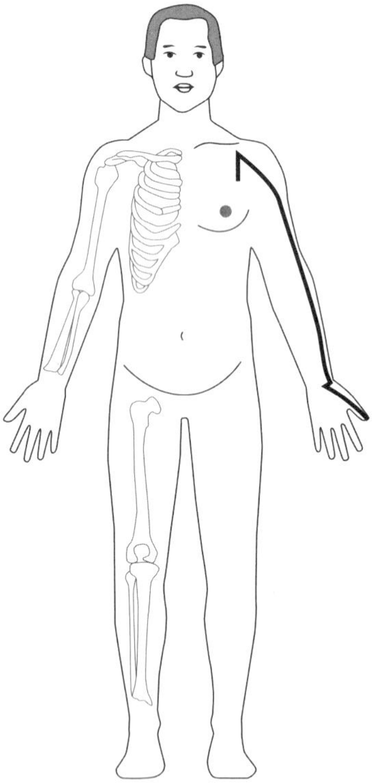

由上往下拍打肺經

肺熱的刮痧療法，清泄肺熱降肺火

刮大椎穴

大椎穴位於人體背部，第七頸椎棘突下凹陷中。此穴是手足三陽和督脈交會的穴位，也是身體陽氣的聚焦點。在此處刮痧可宣通肺氣、清退肺熱，適用於肺火旺盛引起的發熱、咽喉腫痛、咳黃痰、流鼻血等症。

【刮痧方法】用溫水擦拭乾淨大椎穴部位，並塗抹適量刮痧油，用刮痧板用力快速刮幾下，使穴位處出痧，痧退之後可繼續刮。

刮肺俞穴

肺俞穴是肺的背俞穴，乃肺氣轉輸、輸注之處，在第三胸椎棘突下，旁開一．五寸（約二橫指）。在此處刮痧，可宣發肺熱、調理肺氣，適用於肺熱

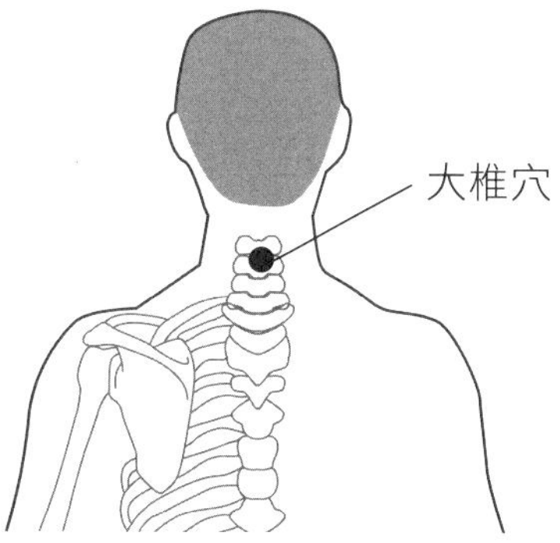

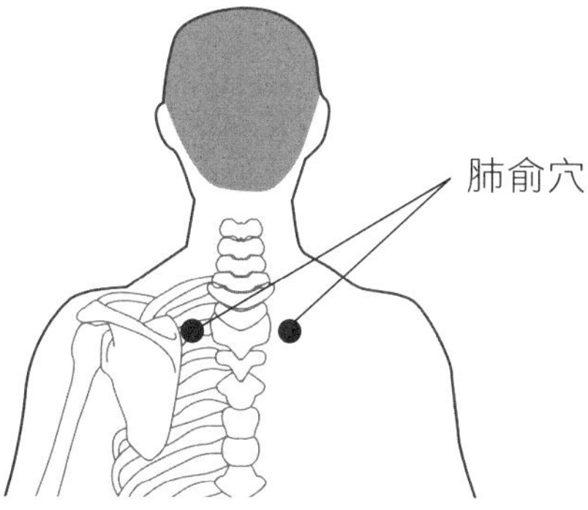

所致的咳嗽、氣喘、咯血、骨蒸潮熱、盜汗、支氣管炎、支氣管哮喘、肺炎等症。

【刮痧方法】用刮痧板蘸一點刮痧油，從上往下刮肺俞穴十五～二十次。

刮曲池穴

曲池穴是大腸經的合穴，在肘橫紋外側端，屈肘，尺澤穴與肱骨外上髁連線中點。在此處刮痧，有清熱解表、疏經通絡的作用，適用於肺熱所致的咽喉腫痛、牙痛、目赤腫痛等。

【刮痧方法】用刮痧板蘸一點刮痧油，從上往下刮十五～二十次。刮完宜喝些溫水，刮痧後兩小時內忌洗涼水澡。

肺熱的貼敷療法，清肺熱效果好

●貼敷方一：取大黃（二十克）打成粉，與大蒜泥（二十克）、玄明粉（五克）一起加水調成糊狀，平攤於紗布上，貼敷在胸部肺臟部位，以膠帶固定。敷十～二十分鐘後取下，每日一次，連用七天。可清火解毒、消炎化瘀，對肺實熱所致的肺炎有療效。

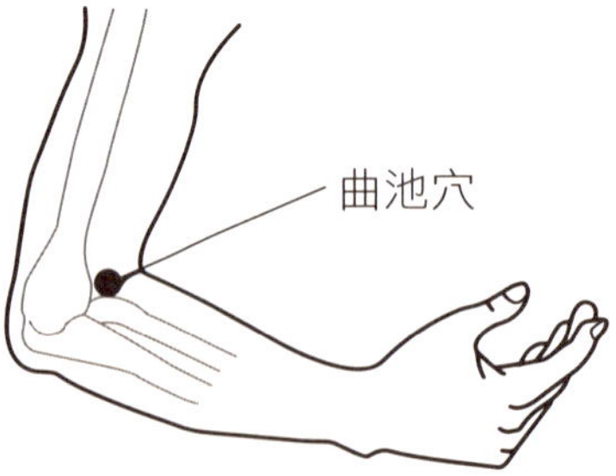

●**貼敷方二**：取鮮蘆薈一小片，洗淨，搗爛，潔面後敷在臉上。每次敷二十分鐘，每晚一次，連用七天，可瀉火解毒，有效改善肺熱所致的痤瘡。

●**貼敷方三**：將浙貝母（五克）研成細末，用鮮竹瀝液（三十毫升）調成稀糊，敷在神闕穴上，以膠帶固定。每天一次，連續二～三天，可清熱、化痰、止咳，適用於肺熱所致的咳嗽痰多、氣喘胸悶等症。

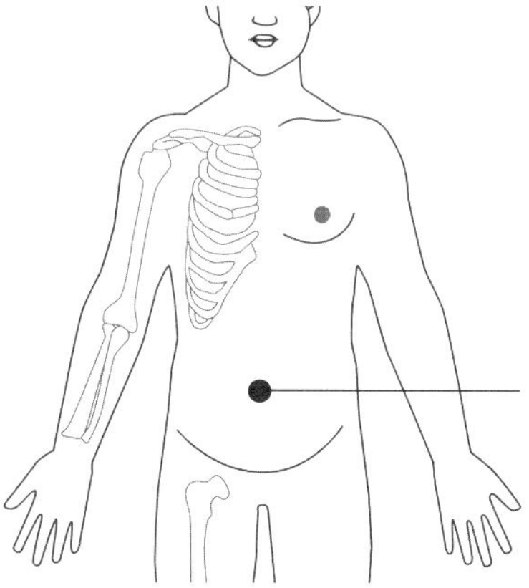

足藥浴療法，肺熱癃閉證效果好

癃閉，又稱小便不通、尿閉，患者小便量少，點滴而出，甚則閉塞不通。造成癃閉的原因很多，如果患者同時伴有咳嗽氣促、咽乾口渴、苔薄黃等症狀，那就是肺熱所致。對此，建議用足藥浴療法，清熱效果更好。

【足浴療法】取栝蔞三十～六十克，放入鍋中，水煎取汁，晾至溫熱後坐浴二十分鐘，以出汗為佳。

第五招　中醫清肺熱之生活調養

悲傷肺，調整心理，避免悲傷情緒

中醫認為，悲為肺之志。人在悲傷憂愁時，最容易影響肺的宣發功能，使肺氣抑鬱，鬱久化火，形成肺熱。所以，肺熱的人在生活中，儘量不要讓自己陷於憂或悲的情緒裡，如果出現這種情緒，可以做些讓自己快樂起來的事情，多笑一笑，尤其是在清晨鍛鍊時開懷大笑，可以使肺吸入更多新鮮空氣，加快血液循環，使心肺氣血調和，有利於保持人的情緒穩定。

定時排便，肺氣宣通不上火

肺與大腸相表裡，二者相互影響、互相制約。肺熱的人常會出現大便乾燥，而便祕更容易影響肺氣的宣降，加重肺熱症狀，所以，養成定時排便的習慣，對清肺熱十分重要。

每天早晨五點～七點是大腸經當令，此時排便是第一要務，可清除腸道毒素，有利於肺氣的宣發肅降。

遠離汙染，給肺一個乾淨清新的環境

肺是人體的呼吸器官，透過呼吸運動來完成人體內外氣體的交換，所以也是最怕「髒」的器官。養護肺不僅要經常開窗通風，保證室內空氣新鮮，濕度適宜，還要注意遠離空氣汙染，尤其是這四種「氣」：

1. 菸味：菸草中的尼古丁、焦油等有毒物質，會直接損害肺臟，誘發各種肺病，甚至是肺癌。而且二手菸對肺的危害，比直接吸菸還大，所以，養肺必須戒菸，並遠離二手菸。

2. 炒菜的油煙：油煙中含有一氧化碳、二氧化碳、氮氧化物等有害物質，吸入身體裡，會對肺造成傷害。

3. 裝修的甲醛：家居建材中，會釋放大量的甲醛等有害氣體，直接損害肺臟健康，降低人體免疫力，所以，新裝修的房屋不宜入住，至少要等六個月以後。

4. 霧霾：霧霾中的 PM2.5，會直接進入並黏附在人體上下呼吸道和肺葉中，引起多種呼吸系統疾病。因此，霧霾嚴重時儘量不要出門，出門則要做好防護。

第四章

胃火盛，排出胃火治胃病

胃火盛自我測試

症狀	沒有	很少	有時	經常	總是
口臭、口苦、口渴，喜喝冷飲	1	2	3	4	5
牙疼，嚴重時牙齦還會腫痛或出血	1	2	3	4	5
舌頭或口腔黏膜有潰瘍	1	2	3	4	5
咽喉腫痛，或口咽乾燥	1	2	3	4	5
脘部灼痛或隱痛	1	2	3	4	5
舌紅苔黃或少苔	1	2	3	4	5
乾嘔或反酸、燒心	1	2	3	4	5
消瘦乏力	1	2	3	4	5
吃得多餓得快，或者什麼也吃不下	1	2	3	4	5
小便短或黃短，大便祕結或乾結	1	2	3	4	5
得分總計：					

計分方法：原始分＝各個項目分數相加。

轉化分數：0 ～ 100 分。轉化分數＝（原始分－ 10）／ 40×100。

判定標準：胃火盛轉化分≧ 50 分，判定為「是」；40 ～ 49 分，判定為「傾向是」；＜ 40 分，判定為「否」。

胃火盛的症狀

● 大便乾燥、惡臭

張仲景在《傷寒論》中提到：「胃中燥，大便必硬」。意思說胃中燥熱，大便必然乾燥。有時候，胃火盛的人不一定有明顯的便祕，但是大便的味道是惡臭的，此時吃一些去胃火的藥通便，把腸胃消化不了的糟粕排出去就好了。可以說大便乾燥、惡臭，是胃火最常見的症狀。

● 口乾、口臭、舌紅苔黃

口腔中的異味，也是辨認臟腑上火的重要指標之一。如果口苦，一般是肝膽有火；如果口淡無味，通常伴著舌胖有齒痕，那是脾虛；如果口臭伴口苦，則是胃火過旺，多伴有舌紅苔黃、尿黃、數天不解大便等症狀，中醫辨證屬於「胃火熾盛」。

胃火熾盛，濁氣就會上逆，熏蒸口舌，所以出現口乾、口臭或口苦、舌苔黃厚。胃熱時整個舌頭都比較紅，但舌苔發黃，有時候黃色會把紅色覆蓋掉，此時一定要忌酒、忌辛辣熱性食物，可服用大黃、黃連、梔子之類的清熱瀉火中藥。

●嘴角長痘，口腔潰瘍

有些人不是嘴角長痘痘，就是口腔潰瘍，即大家俗稱的口瘡。西醫認為是體內缺乏維生素B_2所致，中醫則稱為上火，其實就是胃火旺盛。胃主消化，胃失和降，胃濁上犯，就會引發口腔發炎。

●齒痛齦腫，刷牙有血

胃火盛的人，時不時感覺牙齦腫痛或牙疼。尤其是早晨刷牙時，牙齦有刺痛的感覺，吐出的泡沫裡有血絲，這都是胃熱的表現。

●吃得多卻餓得快

有些人食慾亢盛，吃得很多，但很快又感覺餓了，這在中醫學稱為「消穀善饑」，就是因為胃中有熱，「胃熱則消穀，消穀故善饑」。消穀善饑只是胃熱的一種表現，健康人群也可能會出現這種情況，只有伴隨口乾口苦、多飲多尿等症狀時，才會認為是病理性的。

●口渴喜飲

胃中有熱，不僅消化食物快，還會耗損津液，於是胃熱之人就會表現為口渴欲飲。因為胃中有熱，所以雖然口渴，但喜歡喝冷飲、吃涼的食物，而不喜歡吃熱的食物。

●腹脹、腹痛，有酸氣上湧

腹脹、腹痛，總有酸氣上湧，可能是胃脹氣了。胃氣上逆，常見口泛酸水。這種情況多半也和肝火犯胃或腸內有熱相關，肝火旺盛，上逆犯胃，就會酸氣上湧；腸胃不分家，腸熱就伴有腹脹、腹痛，通常還會大便硬結。

●小便短赤

小便短赤是一個中醫名詞，意思是說小便每次量很少，顏色深黃，甚至帶有紅色，常伴有尿頻、尿急甚至尿痛的症狀。這也是胃熱的表現之一，熱盛則傷津耗液，故小便短赤。

中醫認為，胃火調節應當遵循清熱、清滯的原則。所以在飲食上，要少吃太過熱性和甜膩的食物，適當增加綠色蔬菜與時令水果，以補充維生素和礦物質的不足，並且注意口腔衛生。

人為什麼會胃火盛？

什麼是胃火？為什麼要清胃火？

胃火，即是胃熱，是指胃熱熾盛化火的病症。那麼，胃為什麼會起火呢？中醫認為，有以下幾個原因。

民以食為天，而胃正是最重要的消化器官，所以，胃火旺對人體健康的影響非常大，除了會導致積食、消化不良、腹脹、牙齦出血等現象，時間久了，還會引發慢性胃炎、胃潰瘍等胃病。所以，當我們感覺有胃火症狀出現時，要及時採取措施清胃火。

為什麼胃會有火？

- 嗜酒，過食辛辣、膏粱厚味，助火生熱
- 氣滯、血瘀、痰、濕、食積等，都會鬱結化熱、化火
- 胃病久延不癒，熱病後期陰液未復
- 情志不遂，氣鬱化火，肝膽之火，橫逆犯胃

中醫對胃火盛的認知

中醫認為，導致胃火盛的原因主要有三個：一是胃受了邪熱；二是飲食不當，過量食用辛辣、肥甘厚味、燥熱的食物，以致助火生熱；三是肝火犯胃，引起胃火。臨床上通常分為熱鬱胃中、胃火上炎和胃火下迫等不同的證型，在症狀表現上也有所不同。

胃火還分虛實兩種

胃火同樣有實火和虛火之分，在清胃火的時候，一定要辨別。

胃氣通降清胃火

胃主通降，是指胃腑的氣機宜通暢、下降。胃氣通暢時，飲食經口入胃，經過胃的腐熟作用，初步進行研磨、消化之後，下行進入小腸進行吸收，小腸完成清濁的分辨工作後，把剩下的殘渣運送給大腸，然後變為大便排出體外，以此來保證胃腸虛實更替的狀態。所以說，胃貴乎通降，以下行為順。

	症狀表現	治法
胃實火	胃脘灼痛、吐酸水、口臭口苦、渴喜冷飲、牙齦腫痛或出血、口腔潰瘍、小便黃短、大便祕結、舌紅苔黃等。	清胃瀉火
胃虛火	胃脘隱痛、饑不欲食、乾嘔、口燥咽乾、大便乾結、舌紅少津等。	養陰益胃

但當胃火盛時，胃氣的通降功能失常，食物無法順利下行，只能積存在胃腸裡生熱化火。所以，中醫在清胃火時，通常都是直接使用清熱通降的方法，胃氣通暢了，胃火就能順利排出去了。

溫馨小叮嚀

飲食不節最容易引起胃火

飲食不節大多是飲食無規律，暴飲暴食，饑飽無度或偏食，過量食用一些肥甘厚膩、煎炒油炸等熱量高的食物，超過了脾胃的消化吸收能力，來不及消化的部分就會積滯在胃裡，生熱化火。所以，清胃火就一定要養成在飲食上有所節制的良好習慣。

第一招 效果絕佳的五大清胃火中藥

◆竹茹

味甘，性微寒，歸胃、肺經。可清熱化痰、除煩止嘔，適用於胃熱嘔吐、呃逆、失眠、胎動不安等症。用量為四．五～九克，水煎服。胃寒嘔吐、感寒挾食嘔吐者忌用。

◆沙參

味甘、微苦，性微寒，歸胃、肺經。具有養陰清熱、益胃生津之功效，適用於胃熱所致的津傷口渴、虛熱喉痹等症。用量為十～十五克，水煎或入丸、散。風寒咳嗽者忌服。

◆大黃

味苦，性寒，歸脾、心包、胃、大腸、肝經。可瀉熱毒、破積滯、行瘀血，適用於實熱便祕、目赤咽腫、齒齦腫痛、食積腹脹、化膿性汗腺炎等症。用量為三～三十克，水煎服（用於瀉下不宜久煎）或入丸、散。孕婦及胎前、產後均應慎用；表證未解、血虛氣弱、脾胃虛寒，及無實熱、積滯、瘀結者均慎用。

✦薑黃連

味苦，性寒，歸心、脾、胃、肝、膽、大腸經。其最擅長的就是清胃熱、瀉胃火，有和胃止嘔的功效，適用於寒熱互結、胃脘疼痛、腹部脹滿、嘔吐等症。用量為二～五克，水煎服或入丸、散。脾胃虛寒、陰虛煩熱、脾虛泄瀉、五更泄瀉者慎用。

✦白茅根

味甘，性寒，歸胃、肺、膀胱經。具有清熱利尿、涼血止血的功效，適用於胃熱所致的噁心、嘔吐、煩渴、流鼻血、咯血等症。用量為乾品九～三十克，鮮品三十～六十克，水煎、搗汁或研末。脾胃虛寒、尿多不渴者慎服。

第二招 中醫師推薦的五大清胃火食物

清胃火的飲食原則

胃火旺與飲食關係密切，所以，要想清胃火，也要特別注意飲食調理。

1. 飲食一定要清淡。辛辣、煎烤、油炸等食物，如辣椒、油條等，以及水分少、油脂多的食物，都是容易上火的，最好不要吃。

2. 戒酒。酒是熱性的，不僅會引動肝火，喝到胃裡，也會導致胃火旺。

3. 隨時補充水分，最好是多喝白開水。如果不喜歡水淡無味，也可喝些清淡的湯羹粥，如綠豆湯、小米粥等。或者喝些清火的花草茶，如苦丁茶、薄荷、菊花、金銀花等。還可以吃一點水分多、偏涼性的蔬菜、水果，如苦瓜、西瓜、甘蔗等，都有清胃火的作用。

4. 胃有實火的人，應多吃清熱生津的食物，如綠豆、蓮藕、白菜等。

5. 胃有虛火的人，應多吃滋養胃陰的食物，如小米、牛奶、山藥、豬肉等。

小米山藥粥

【材料】小米五十克，山藥一根。

【做法】1. 小米淘洗乾淨；山藥去皮，洗淨，切片。

2. 將小米和山藥一起放入鍋中，加入適量清水，煮成粥即可。

【清胃火功效】健脾養胃、除熱生津。

五大清胃火食物

◆小米

味甘、鹹，性涼，歸脾、胃、腎經。《名醫別錄》中記載，小米「去脾胃中熱，益氣」。用小米熬成的粥，最適合脾胃虛熱、反胃嘔吐、泄瀉等患者調養食用。氣滯者慎用；身體虛寒、小便清長者少食。

◆白菜

味甘，性平。是清涼降泄兼補益的良品，可養胃生津、除煩解渴、利尿通便、清熱解毒，適用於肺胃有熱、心煩口渴、小便不利、便祕等症。寒性體質、慢性腸胃炎患者慎食。

◆蓮藕

生藕味甘，性寒；熟藕味甘，性溫。胃熱、熱病煩渴、咯血、便血者可用新鮮蓮藕榨汁喝，清胃火效果很好。產婦、脾胃虛寒者不宜生食。

◆豬肉

味甘，性微寒，具有補腎養血、滋陰潤燥的功效，適用於平素陰虛、口燥咽乾、煩躁、乾咳、便祕等症。高血壓、冠心病、糖尿病患者少吃。

◆高麗菜

味甘，性平。有利五臟、調六腑、清熱止痛等功效。脾胃虛寒、泄瀉以及小兒脾弱者不宜多食。

第三招

清胃火練一練，打造不上火的體質

吞津練精養生法，緩解胃熱口渴

人體的津液有滋潤、濡養的作用，《黃帝內經》記載：「脾為涎，腎為唾」。腎為先天之本，脾為後天之本，所以，透過吞津練精養生法，吞食自己分泌的唾液，就可以滋補脾胃、固護腎精、促進消化、緩解胃熱口渴的症狀。

【操作方式】每日晨起，微閉口唇，舌尖向上，用舌尖在口中輕輕攪動，順、逆時針各九次，接著舌尖向下，舌頭在口中輕輕攪動，反覆做幾次，當唾液滿口時，分三次徐徐嚥下。重複三～四次。

拳關節刮臍部，排出胃火

胃火大的人通常會胃脹、口臭、便祕，早上五點～七點刮肚臍部，促進腸胃蠕動，就能透過排便把胃火排出去。

【操作方式】

1.兩手握拳，用手指關節在腹部胃腸區做橫向刮動作，由內向外同時刮五十次；再圍繞肚臍做順、逆時針刮拭，各刮五十次。

2.左手握拳，用手指關節刮拭右臂外側的小腸經（小腸經由眼角內側半寸處的睛明穴開始，經由臉頰、脖子，貫穿手臂，止於小拇指指尖），從肩部的臑俞穴（臂內收，腋後紋頭直上，肩胛岡下緣凹陷中）一直刮至小指的少澤穴（小指末節尺側，指甲根角側上方〇．一寸），反覆刮十次，然後用同樣的方法刮左臂。

3.握拳，用指關節從上而下刮拭兩側足三里穴（外膝眼下四橫指，脛骨邊緣），反覆刮十次。

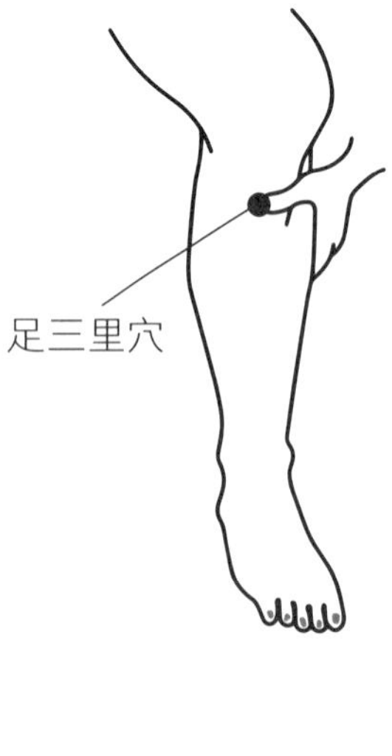

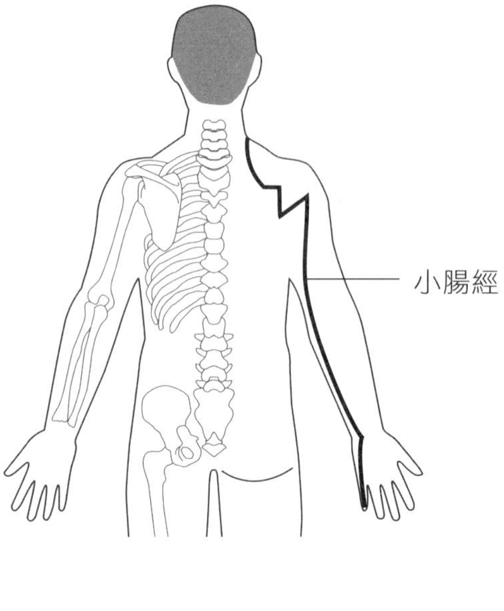

第四招 簡、便、廉、驗，中醫外治清胃火法

按摩穴位除胃火

按摩內庭穴

內庭穴是胃經的滎穴，乃胃經熱證的剋星，有清胃瀉火、理氣止痛的功效，主治各種由胃火引起的症狀，如牙痛、口臭、咽喉腫痛、鼻出血、胃酸、腹脹、泄瀉、便祕等。

【取穴方式】內庭穴位於足背，第二、三趾縫

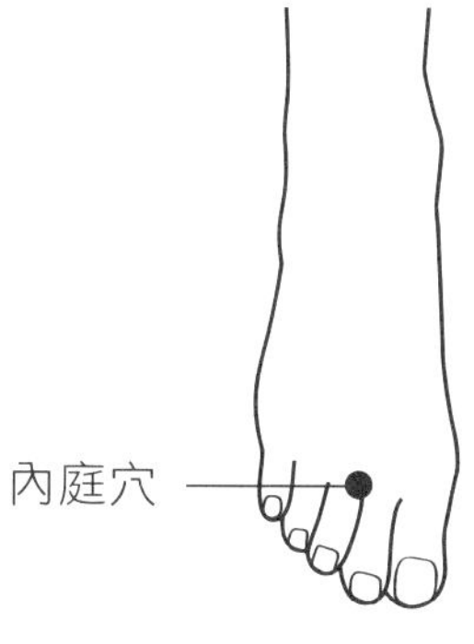

間的紋頭處。

【按摩方法】用拇指指端按壓此穴，以產生痠脹感為宜，每側按壓一分鐘。也可用大拇指點揉一百次。

按摩頰車穴

頰車穴是胃經在頭面部的重要穴位，有祛風清熱、升關通絡的功效，凡是胃火旺所致的牙痛、牙齦出血、顏面神經麻痹、腮腺炎、下頜關節炎等，都可按摩此穴。

【取穴方式】在面頰部，下頜角前上方，耳下大約一橫指處，咀嚼時肌肉隆起時出現的凹陷處。

【按摩方法】用雙手拇指指腹分別按壓兩側的頰車穴，力度由輕到重，每次按壓一～二分鐘。

按摩大都穴

大都穴是脾經的滎穴，按摩此穴對散發脾熱、

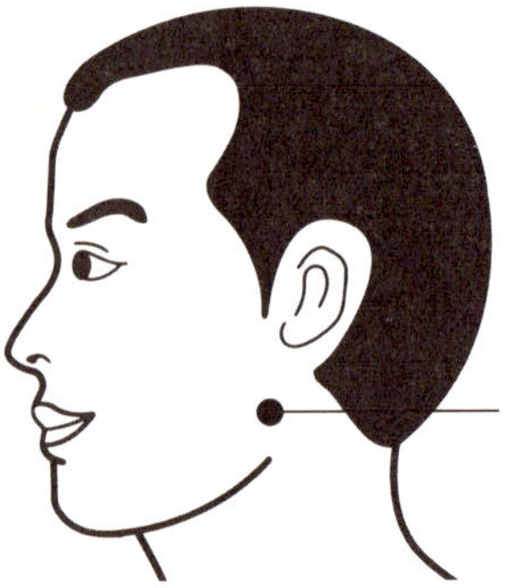

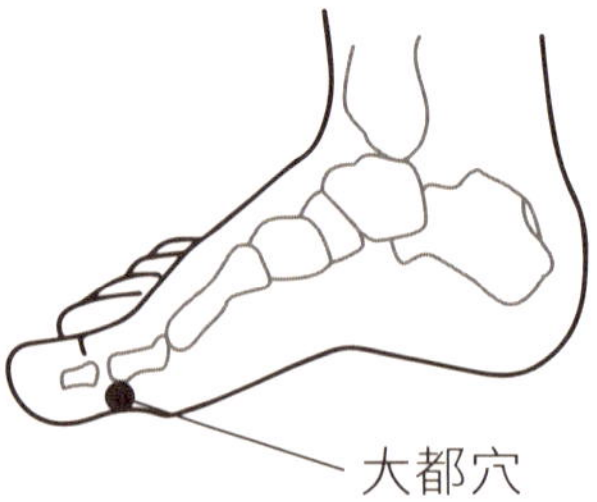

清瀉胃火有幫助，適用於腹脹、胃痛、嘔吐、泄瀉、便祕、熱病等症。

【取穴方式】足內側緣，足大趾本節（第一蹠趾關節）前下方赤白肉際凹陷處。

【按摩方法】用拇指指腹分別按摩兩腳大都穴，稍用力，每次十分鐘。

推胃經，疏通經絡清胃火

胃經是一條多氣多血的經脈，主管脾胃的功能及人體氣血的生化。早上七點~九點是胃經當令，此時胃經經氣最旺，每天在這個時間推揉胃經幾分鐘，特別是胸腹部位，對疏通經絡、清瀉胃火、調節胃腸功能很有幫助。

【操作方式】選取缺盆穴（鎖骨上窩中央，胸正中線旁開四寸處），到乳根穴（在乳頭直下，乳房根部，第五肋間隙，距前正中線四寸）；不容穴（在上腹部，臍中上六寸，距前正中線兩寸），到氣衝穴（在腹股溝稍上方，臍中下五寸，距前正中線兩寸）這兩段胃經來推揉。操作時，用兩手拇指指腹，按胃經的循行路線從上往下推。在推的過程中，如果感覺某個地方痛，就要在這個地方多揉一揉。

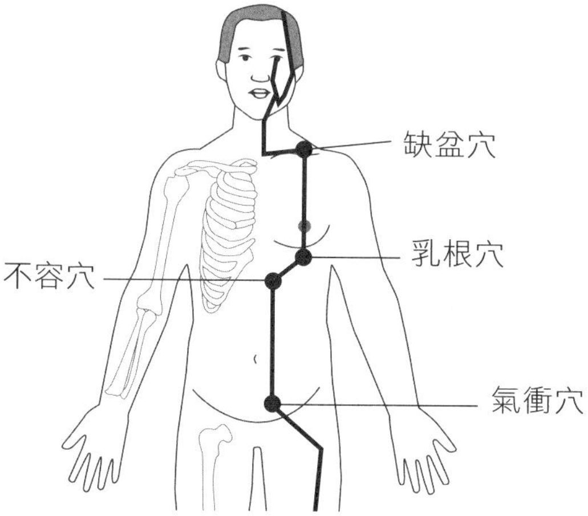

由上往下推胃經

這樣刮痧能瀉胃火、止牙痛

很多胃火大的人會牙痛，嚴重的牙齦還會腫痛甚至出血，對這種情況，建議大家透過刮痧來瀉胃火、止牙痛。

刮膀胱經

膀胱經上分布著五臟六腑的腧穴，能散發臟腑積熱，治療臟腑疾病。胃熱者可用刮痧板從上而下，刮背部兩側的膀胱經，重點刮脾俞穴（背部，第十一胸椎棘突下，旁開一．五寸）、胃俞穴（背部，第十二胸椎棘突下，旁開一．五寸）、大腸俞穴（腰部，第四腰椎棘突下，旁開一．五寸）等穴位，瀉胃火效果顯著。

刮大腸經

大腸經與胃經同屬陽明經，在大腸經上刮痧同

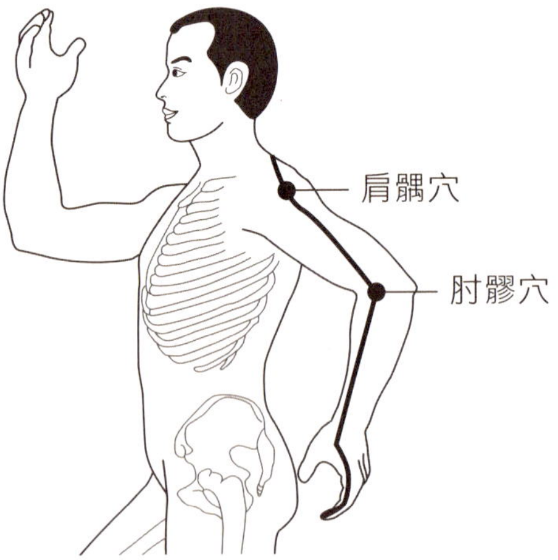

由上往下刮大腸經

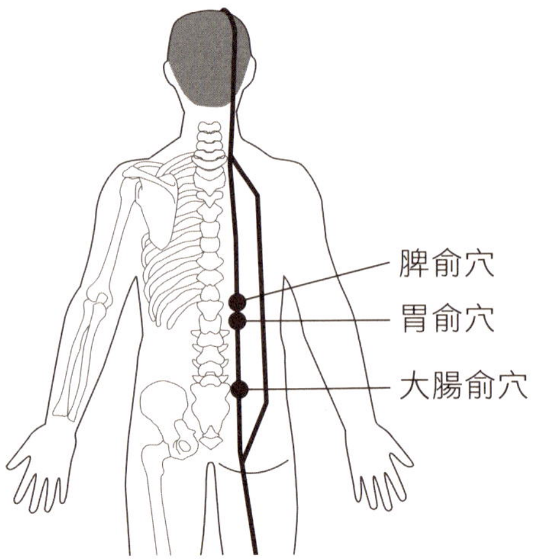

由上往下刮膀胱經

樣可以去胃火。用刮痧板蘸取適量刮痧油，從手臂外側的肩髃穴（在肩峰前下方，肩峰與肱骨大結節之間凹陷處），刮到肘部的肘髎穴（上臂外側下端，屈肘，肘橫紋橈側端凹陷的外上方，肱骨邊緣凹陷處），注意要從上往下刮，胃火越旺的人出痧越多。

刮胃經

從小腿外側的足三里穴（外膝眼下四橫指，脛骨邊緣），刮到條口穴（小腿前外側，外膝眼下八寸，距脛骨前緣一橫指），從上往下刮到出痧即可。需要注意的是，在前一次刮出的痧斑未褪之前，不宜在原處進行再次刮拭出痧，需間隔三～六天，以皮膚上痧退為標準。

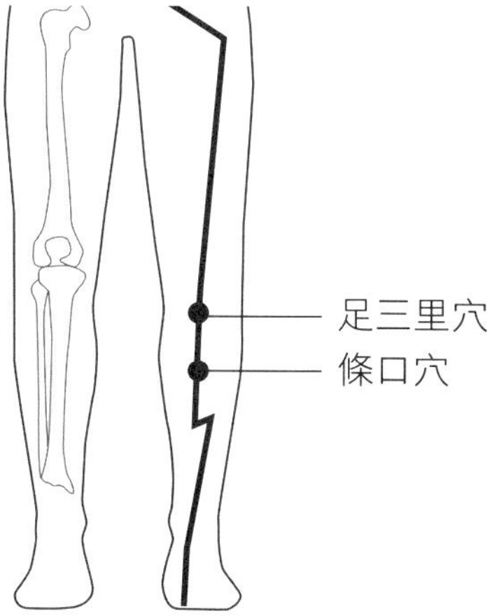

由上往下刮胃經

第五招 中醫清胃火之生活調養

要清胃火，先養心情

情緒對脾胃的影響非常大，《黃帝內經．素問》中說：「怒則氣上，喜則氣緩，悲則氣消，恐則氣下，驚則氣亂，思則氣結」。七情所傷，首先干擾臟腑的氣機，而脾胃居於人體的中焦，是氣機上下升降的樞紐；所以，七情過激及五志化火都會傷及脾胃，影響脾胃功能，使胃火旺盛。因此，對胃熱的人來說，要想清胃火，一定要先調節好情緒。

- 當感到生氣惱怒或鬱悶難解時，可以把心中的煩惱、憤怒、痛苦等，主動向家人或親朋好友傾訴出來。
- 當生氣、鬱悶、憂思、焦慮或緊張時，可以透過運動、聽音樂、看電影等，來轉移這些不良情緒。

只有保持心情愉快、情緒穩定、五臟平和、氣機調暢，才有助於平息胃火、養護脾胃。

吃辣、喝酒前來杯牛奶

嗜吃辛辣、喝酒都是引起胃火的重要原因，所以，建議大家儘量不要吃這類食物，如果特別想吃辣，或者應酬時推不掉酒怎麼辦？那就在吃辣、喝酒前來杯牛奶。喝杯牛奶能很快撲滅胃裡難受的「辣椒火」，這是因為牛奶中一種蛋白質，能中和辣椒的辣椒素，從而降低辣椒助熱生火的本性。

同理，牛奶也能中和熱性的酒，而且在喝酒前先喝點牛奶，還能在胃黏膜上形成一層保護膜，使酒精吸收速度減緩，減少胃黏膜的刺激，對腸胃和肝臟的傷害也能相對減輕。

第五章

腸道有火，需要定期清理

腸道有火自我測試

症狀	沒有	很少	有時	經常	總是
腹痛且有腹瀉，裡急後重，大便赤白相雜，味臭	1	2	3	4	5
腹瀉很急，傾瀉而出，肛門灼熱，色黃且臭，瀉後不爽	1	2	3	4	5
腹部脹滿，一按就疼	1	2	3	4	5
大便祕結，難以排出，或溏滯不爽	1	2	3	4	5
下牙齦腫痛，或嘴角邊常長痘痘	1	2	3	4	5
喉嚨疼痛，頸部腫大	1	2	3	4	5
發熱，有汗，口渴，午後體溫更高	1	2	3	4	5
胸口及胃脘部有飽脹、不舒暢的感覺，消化不良，食慾不振，噁心，嘔吐	1	2	3	4	5
小便短少，顏色黃	1	2	3	4	5
舌苔黃膩	1	2	3	4	5
得分總計：					

計分方法：原始分＝各個項目分數相加。

轉化分數：0 ～ 100 分。轉化分數＝（原始分－ 10）／ 40×100。

判定標準：腸道有火者轉化分≧ 50 分，判定為「是」；40 ～ 49 分，判定為「傾向是」；＜ 40 分，判定為「否」。

腸道有火的症狀

●腹痛下痢，裡急後重

有時候我們因為飲食不節或不潔，損傷腸胃，會出現腹痛下痢、裡急後重的症狀。西醫稱之為急性腸胃炎，中醫則稱為腸澼，其實都是腸子出問題，即腸道有火的表現。這是因為食物透過腸道菌叢來影響健康，如果飲食不潔就會傷害到腸道菌叢，濕熱之邪乘虛侵襲大腸，壅阻氣機，故裡急後重。

中醫稱之為腸道虛火。

裡急後重：形容痢疾症狀的一種醫學名詞，「裡急」是指肚子裡面的內急，一陣一陣的腸痙攣，既疼痛又想大便；「後重」則指大便刺激肛門時產生的便意，實際上根本沒有什麼大便了。就是老覺得想拉，待在廁所不敢出來。

●大便帶血，膿血便

有些人腹瀉數次後，大便中會有膿狀物質或者紅色血覆蓋。這是體內的濕熱熏灼到腸道，進而脈絡受損，造成腸道的黏膜受傷，而出現的膿血便。

●暴注下瀉，肛門灼熱

暴注下瀉是指起病非常突然，以急起腹痛、腹瀉為主要表現的病症。裡急後重明顯，大便以稀水狀為主，次數頻繁，甚至失禁。這是腸內濕熱下注，水穀傳導失司，清濁不分，故暴注下迫，色黃而臭。因為腸內熱毒明顯，大便次數多，所以肛門有灼熱感。

●瀉而不爽，糞色黃褐而臭

有些人的腹瀉急迫，泄出來的大便多為深黃色或黃褐色，非常臭，而且瀉而不爽；這是因為濕阻大腸，熱熾氣滯，大腸氣機不暢，所以腹瀉不爽。

●大便祕結或溏滯不爽

大便正常與否是腸道健康的指標，無論是大便祕結還是溏滯不爽，都是腸道出了問題。熱熾腸道則肛門灼熱，水液從大便外泄，所以出現大便祕結或溏滯不爽。無論是大便還是小便，都會發臭，尤其是大便的質地會黏稠腥臭，這是腸道熱盛的典型表現。

人為什麼會腸道有火？

什麼是腸火？為什麼要清腸火？

腸火，即大腸熱，指大腸裡有熱引起的症候。中醫認為，六腑以「通」為順，特點是「瀉而不藏」，如果有積滯、宿食、濕熱等停留在腸道裡，就會影響大腸的傳導功能，造成大腸熱。具體原因有以下幾種，我們透過左頁圖來了解一下。

清腸火要分清虛實

腸火根據其病機變化，又有虛、實之分，在清腸火時一定要辨別。

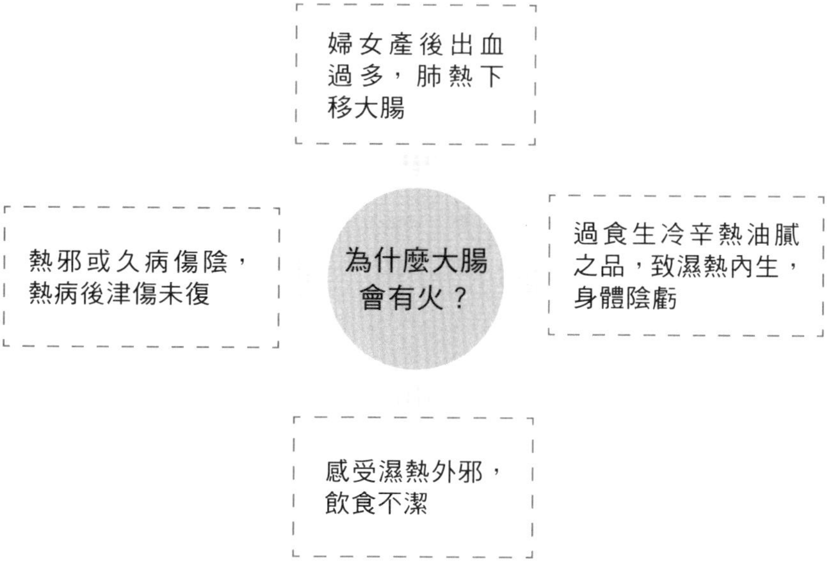
婦女產後出血過多，肺熱下移大腸
熱邪或久病傷陰，熱病後津傷未復
為什麼大腸會有火？
過食生冷辛熱油膩之品，致濕熱內生，身體陰虧
感受濕熱外邪，飲食不潔

	病因	症狀表現	治法
大腸實火	感受濕熱暑邪，恣食辛熱厚味，肺熱下移大腸，飲食不潔。	腹痛下痢，裡急後重；下痢赤白膿血；暴注下瀉，肛門灼熱；大便祕結或溏滯不爽，小便短赤等。	泄熱袪邪
大腸虛火	身體陰虧，熱邪傷陰，久病傷陰，熱病後津傷未復，婦女產後出血過多。	大便難下，腹痛不著，或口乾、低熱、手足心熱、舌紅少津等。	養陰潤燥

第一招

效果絕佳的十大清腸火中藥

萊菔子

味辛、甘，性平，歸肺、脾、胃經。具有消食導滯、降氣化痰的功效，適用於積食、脘腹脹痛、大便祕結、腹瀉等症。用量為四．五～九克，水煎服；入丸、散，宜炒用。氣虛者慎用。

火麻仁

味甘，性平，歸大腸、脾、胃經。最善潤腸通便，適用於體質較為虛弱的腸燥便祕等症。用量為十～十五克，水煎或入丸、散。腸滑、腹瀉者慎用。

柏子仁

味甘，性平，歸大腸、心、腎經。其氣味清香，性多潤滑，通便效果好，適用於血虛有火、腸燥便祕、老年人氣虛便祕等症。用量為三～九克，水煎或入丸、散。便溏及痰多者慎服。

◆番瀉葉

味甘、苦，性寒，歸大腸經。瀉下力強，有瀉熱、通便、利水的作用，適用於實熱導致的積食、便祕、腹痛、水腫等症。用量為二～六克，入煎劑宜後下；或一．五～三克，用開水泡服。中寒泄瀉者，婦女哺乳期、經期及孕婦慎服。

◆焦麥芽

味甘，性平，歸脾、胃經。本品是由麥芽炒至焦褐色製成，具有消食化滯的功效，適用於食積不消、脘腹脹痛、嘔吐泄瀉等症。用量為十～十五克，水煎或入丸、散。脾胃虛者、痰火哮喘者及孕婦慎用。

◆陳皮

味苦、辛，性溫，歸肺、脾經。具有理氣健脾、燥濕化痰的功效，適用於食積氣滯、脘腹脹痛、食少吐瀉等症。用量為三～九克，水煎或泡茶飲。陰津虧損、內有實熱者及吐血症患者忌食。

◆焦山楂

味酸、甘，性微溫，歸脾、胃、肝經。本品是由山楂用大火炒至焦褐色製成，以增強其消食導滯的作用，適用於肉食積滯、瀉痢不爽、腹痛等症。用量為九～十二克，水煎、泡茶或入丸、散。脾胃虛弱者慎用；氣虛便溏、脾虛不食者忌用。

◆白頭翁

味苦，性寒，歸胃、大腸經。具有清熱解毒、涼血止痢的功效，適用於血痢、血痔等症。用量為九～十五克，水煎或入丸、散。虛寒瀉痢者慎服。

◆決明子

味甘、苦、鹹，性微寒，歸大腸、肝經。具有清熱明目、潤腸通便的作用，適用於治療大便燥結、習慣性便祕等症。用量為九～十五克，水煎、泡茶或研末服用。泄瀉和血壓低者慎用。

◆秦皮

味苦、澀，性寒，歸大腸、肝、膽經。具有清熱、燥濕、收澀、明目的功效，適用於濕熱痢疾、裡急後重、泄瀉、腸胃炎等症。用量為六～十二克，水煎服或入丸劑。脾胃虛寒、胃虛少食者忌服。

第二招

中醫師推薦的十大清腸火食物

清腸火的飲食原則

腸道作為消化器官，一旦出現上火症狀，與飲食是密不可分的，所以，要清腸火，以下幾條飲食原則一定要做到。

1. 飲食要以清淡為主。少吃過鹹、辛辣食物，戒酒，因為它們都會加速腸道內的水分流失，導致腸道上火，大便乾結。

2. 少吃加工過於精細的食物，多吃富含膳食纖維的食物，如各種粗雜糧、新鮮蔬果、薯類等，食用後可增加食物殘渣，有利於排便、清腸火。

3. 少吃各種消耗消化道水分的食物，如瓜子、炒花生等；平時多喝水，可以增加大便的濕度和保水性，利於排泄，從而達到清腸火的目的。

4. 適當多吃富含油脂的食物，如黑芝麻、核桃仁、松子仁等，可以達到潤腸通便的作用。

5. 多吃些具有清熱、生津、潤腸作用的食物，如香蕉、蘋果、柑橘等。

6. 多喝些富含益生菌的優酪乳，有利於維持腸道菌叢的平衡，減少毒素對腸道的損害。

地瓜燕麥粥

【材料】燕麥片一百克，地瓜兩百克，玉米粒五十克。

【做法】1. 地瓜去皮，洗淨，切小塊。

2. 鍋內加水，大火煮沸，放入燕麥片、玉米粒、地瓜，煮成粥即可。

【清腸火功效】潤腸通便、排毒養顏。

十大清腸火食物

◆燕麥

味甘，性平，具有益肝和胃的作用，而且含有豐富的可溶性膳食纖維，能滑腸通便，有效排除毒素，可達到預防便祕、大腸癌的功效。不宜吃太多，以免引起脹氣、胃痛或腹瀉等症狀。

◆糙米

味甘，性溫，具有健脾養胃、補中益氣、調和五臟的作用。它富含膳食纖維，有利於促進腸道營養吸收，對緩解便祕、防治痔瘡、改善皮膚粗糙和暗黃有益。胃腸功能不好的人慎食。

◆蕎麥

味甘，性涼，歸脾、腎、大腸經。具有開胃寬腸、下氣消積的功效。其富含膳食纖維，能刺激腸道蠕動，加速糞便排泄，是非常優秀的「大腸清道夫」，可預防便祕和大腸癌。脾胃虛寒、消化功能不佳及經常腹瀉者忌食。

◆牛蒡

味辛、苦，性寒，具有散熱消毒的作用。它也含大量膳食纖維，能清除腸胃垃圾，利於通便，防治毒素、廢物在體內積存，從而達到清腸的效果。脾虛便溏者慎服。

◆馬鈴薯

味甘，性平，其塊莖中含有豐富的膳食纖維，胃腸吸收較慢，能幫忙帶走一些油脂和垃圾，達到通便排毒、預防腸道疾病的作用。發芽的馬鈴薯有毒，所以有芽眼的部分應挖除，以免中毒。

◆魔芋

味辛，性溫，有毒，具有活血化瘀、解毒消腫、寬腸通便、化痰軟堅等功效。其所含膳食纖維豐富，能促進腸胃蠕動，把廢物迅速排出體外，以防便祕，並能輔助治療痔瘡、大腸癌。消化不良、傷寒感冒患者應少食。

◆奇異果

味酸、甘，性寒，歸胃、脾、腎經。具有清熱、潤腸的功效，它的膳食纖維可以促進腸胃蠕動，及時清除體內垃圾，防止便祕。脾胃虛寒、腹瀉、尿頻、瘧疾、腸胃炎等患者慎食。

◆地瓜

味甘，性平，歸脾、腎經。具有補脾和血、益氣生津、寬腸通便等功效，適用於便祕、脾胃氣虛、營養不良等症。胃潰瘍、胃酸過多者慎食。

◆蘋果

性平，味甘、微酸，多吃有益氣潤腸、生津止渴、美容瘦身等功效，而且，它的膳食纖維能發揮軟化大便、緩解便祕的作用。胃寒、脾胃虛弱者慎食。

✦優酪乳

味酸、甘，性平。具有生津止渴、補虛開胃、潤腸通便的功效。優酪乳中的乳酸可以增強腸胃的消化功能，並能平衡腸道菌叢，達到預防便祕、消化不良性腹瀉、腸癌的作用。腸胃道手術後的患者、胃酸過多、腹瀉者慎食；糖尿病患者少食。

第三招

清腸火練一練，打造不上火的體質

常練清腸瑜伽，清除腸道火氣

瑜伽裡有一些動作，能發揮按摩腸道的作用，每天晨起後，抽出幾分鐘時間練一練，對排除宿便、清除腸道火氣很有幫助。

貓伸展式：雙手、雙膝和小腿著地，呈動物爬行姿態，吸氣，收緊背肌，腰部下沉，臀部上翹，腹部下壓，仰頭，保持十秒鐘（圖1）；呼氣，低頭，含胸，收縮腹肌，拱起後背，保持十秒鐘（圖2）。如此反覆，共做四次，可擠壓、按摩腸胃，促進排便。

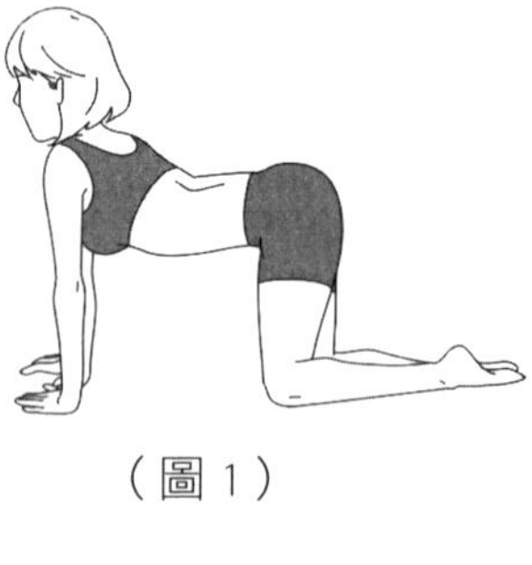

（圖1）

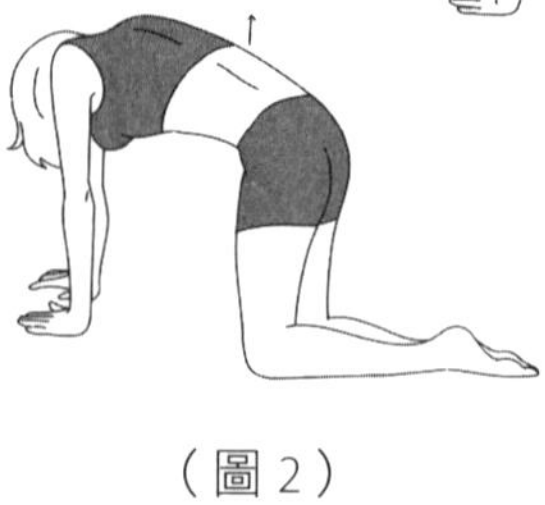

（圖2）

十字擺腿式：仰臥，雙臂置於體側，吸氣，雙腿抬起，與地面垂直（圖1）；呼氣，上半身不動，雙腿倒向右側，右腿著地（圖2）；吸氣，雙腿再舉起，與地面垂直，然後呼氣，慢慢倒向左側，左腿著地（圖3）。反覆做六次，可按摩腹部內臟，促進消化，預防便祕。

腹式呼吸法排毒

中醫認為，腹式呼吸是對腹部器官的一種良性按摩，透過腹腔壓力的改變，促進腸道蠕動和消化吸收功能，幫助排除體內毒素。

順腹式呼吸法：站、坐或仰臥均可，用鼻慢慢吸氣，胸部保持不動，腹部最大限度向外擴張，吸氣過程五～六秒；屏息一秒，然後用口將氣徐徐呼出，胸部保持不動，腹部最大限度回縮，呼氣過程五～六秒。每口氣持續十～十五秒鐘，反覆練習十～十五分鐘，以稍熱微出汗為宜。

逆腹式呼吸法：站、坐或仰臥均可，用鼻慢慢

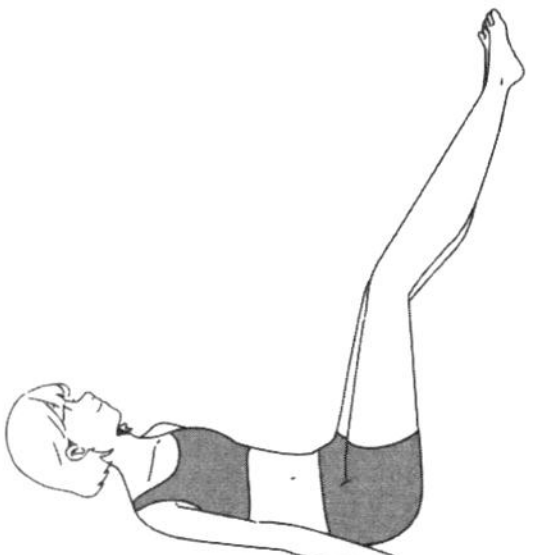
（圖1）

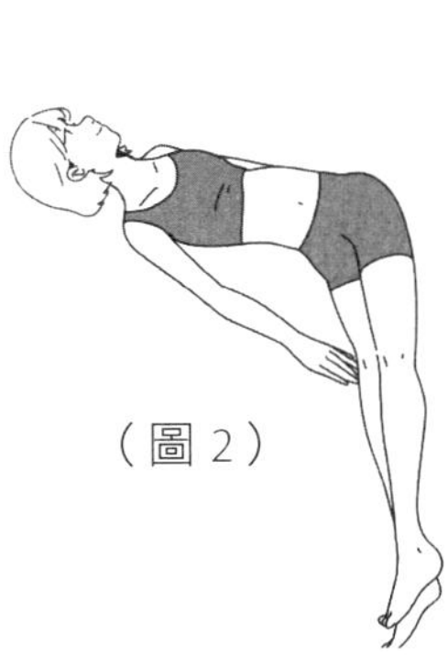
（圖2）

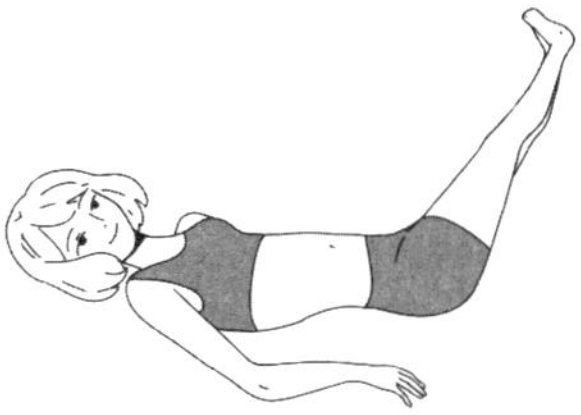
（圖3）

吸氣，腹部緩緩向內回縮至最大限度，同時緊縮會陰及臀部；屏息一秒，再慢慢呼氣，腹部向外慢慢鼓出至最大限度。每口氣持續十～十五秒鐘，反覆練習十～十五分鐘。

每天搖呼啦圈，清腸排毒

搖呼啦圈時，呼啦圈與腰腹部會大量摩擦，不斷刺激腸道，有利於預防便祕，排出體內毒素。

【操作方式】雙腳分開站立，與肩同寬，兩臂握住呼啦圈，吸氣挺胸，順時針轉動呼啦圈，持續十秒鐘；然後再逆時針轉動呼啦圈，持續十秒鐘。熟練後，手、臂、膝等部位還可以做一些花式動作，以鍛鍊上身的肌肉。

溫馨小叮嚀

搖呼拉圈注意事項

- 呼啦圈的重量要適中，太重容易造成肌肉痠痛，還可能傷及臟腑。
- 搖呼啦圈時，要保持穩定均速的運動，不易過快，以身體感覺輕鬆、呼吸勻暢為宜。

第四招 簡、便、廉、驗，中醫外治清腸火法

拍打經絡，清腸排毒除宿便

要清腸毒、排宿便，就要讓腸經暢通，讓腸胃蠕動起來。

1. 拍打腹部：手指併攏，微屈成空心掌，兩手自上而下拍打腹部兩分鐘；然後再兩手交替拍打下腹部兩分鐘，頻率適中，用力要以舒適為度。經常拍打可促進消化吸收，加強腸胃蠕動，排除腸道沉積的毒素，有效改善便祕、痤瘡、色斑等腸火旺問題。

2. 拍打大腸經、小腸經：每天早上五點~七點，

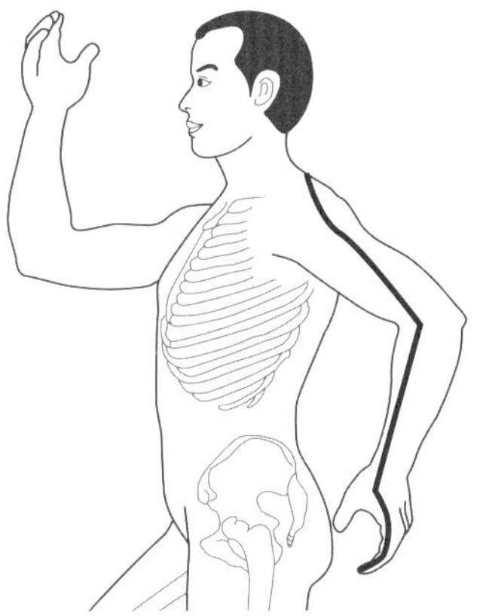

由上而下拍打大腸經

用手掌或手握空拳，輪流拍打手臂外側的大腸經、小腸經，每次拍打五分鐘。如果有感覺疼痛的地方，說明經絡在此處淤堵了，要重點反覆拍打，有利於腸經通暢、清泄熱毒，排出腸道毒素。

按摩腸道泄熱穴，消除腸道之火

按摩合谷穴

合谷穴，即虎口，是手陽明大腸經的原穴；按摩此穴，可宣泄氣中之熱，主治腸火旺所致的牙痛、咽喉腫痛、鼻出血、便祕、發熱、痤瘡等。

【取穴方式】合谷穴位於手背第一、二掌骨之間，近第二掌骨之中點。

【按摩方法】用拇指指端分別按揉兩側合谷穴各二～三分鐘，有痠麻脹感向手心擴散為宜。

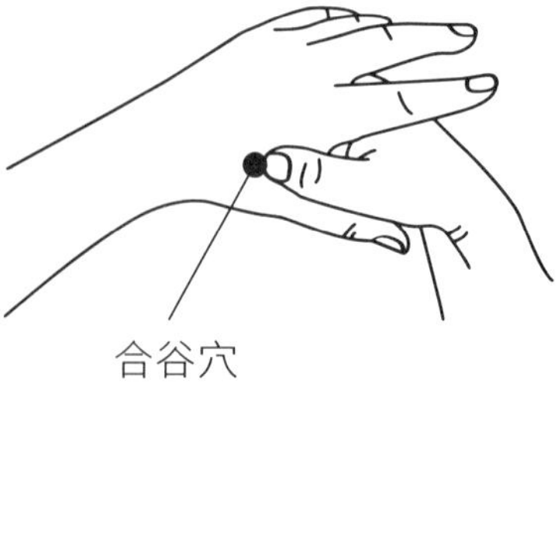

按摩曲池穴

曲池穴為大腸經之合穴，既可清外之風熱，又能瀉內之火邪，是表裡雙清之要穴，有清利濕熱、通經止痛等功效，主治大腸積熱所致的頭痛、牙痛、咽喉腫痛、目赤腫痛、腹脹、腹痛、吐瀉、痢疾、便祕等症。

【取穴方式】曲池穴在肘橫紋外側端，屈肘成直角，尺澤穴與肱骨外上髁連線中點。

【按摩方法】每天早晚用拇指指腹垂直按壓曲池穴，使痠脹感向下擴散，每次一～三分鐘。

按摩手三里穴

手三里穴為大腸經上的重要穴位，通瀉的作用強，具有清瀉大腸經鬱熱、消腫止痛、清腸利腑的作用，可治療腸火旺所致的面頰腫痛、牙痛、腹脹、腸鳴、泄瀉等症。

【取穴方式】手三里穴在前臂背面橈側，陽谿穴與曲池穴連線上，肘橫紋下兩寸處。

【按摩方法】用拇指指端按揉手三里穴，每次一～三分鐘。

清腸火祛腸毒這樣刮

刮上肢外側

以刮痧板薄邊為著力點，用補法或平補平瀉法，從肩部外側的肩髃穴（在肩峰前下方，肩峰與肱骨大結節之間凹陷處）開始，到肘部的曲池穴（在肘橫紋外側端，屈肘，尺澤與肱骨外上髁連線中點），再從曲池穴向下刮至手腕外側，反覆刮五～十次。為加強瀉熱效果，可重點刮拭手三里穴（在前臂背面橈側，陽谿與曲池連線上，肘橫紋下兩寸）、曲池穴。

刮手部

以刮痧板厚邊或稜角之間凹陷處為著力點，刮拭手掌、手背及手指，反覆刮一～二分鐘。可重點刮拭合谷穴（手背第一、二掌骨之間，近第二掌骨之中點）及兩手食指。

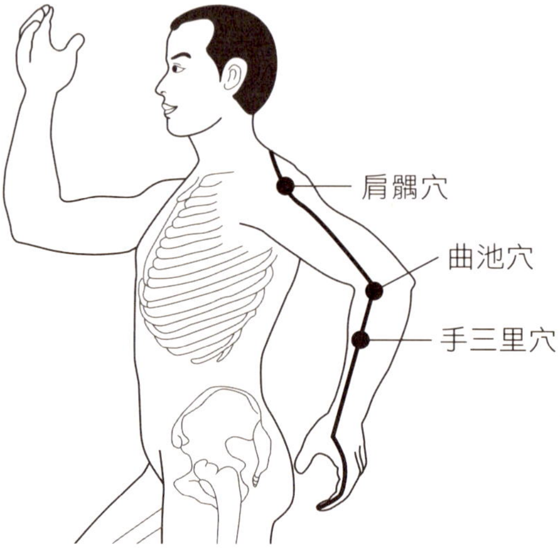

刮帶脈

帶脈是一條環繞腰部一圈的經脈，其所處的地方正是升結腸、橫結腸、降結腸、乙狀結腸的位置，在此處刮痧可以潤腸通便，去火排毒。方法是用刮痧板從胃部往下刮，一直刮到小腹的恥骨聯合處正中線，反覆刮十次；再從中分別向左、向右刮幾遍，也是從上向下刮；然後從肋下由上而下刮到腰際，抵達髂骨邊緣，兩側各刮十次；最後按帶脈區域，用刮痧板從後腰部中間開始，從上至下刮拭，一邊刮一邊移動，直到腹部，最後落在恥骨聯合上，反覆十餘次。然後用同樣的方法刮另一側。

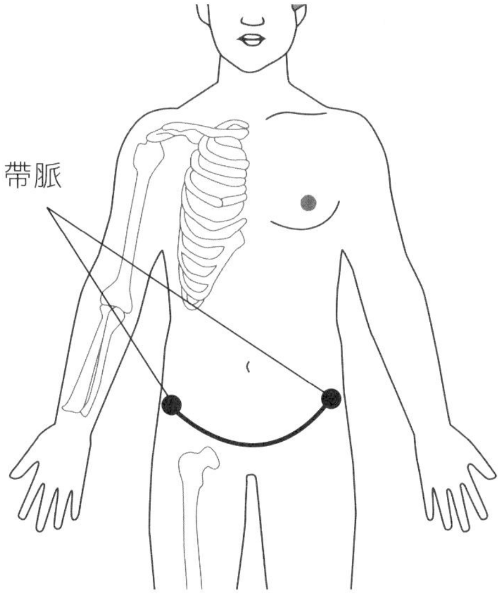

第五招

中醫清腸火之生活調養

晨起一杯溫水，飯後一杯蜂蜜水

人體每天都會消耗大量的水分，尤其是消化系統，水可以迅速有效地清除體內的酸性代謝產物，和各種有害物質，達到淨化腸胃、促進消化的作用。所以腸道有火的人，一定要及時補充水分，每天至少要喝一千六百毫升的水，尤其是早晨起床後，要先空腹喝一杯溫開水，可以幫助身體排毒，促進排便。

另外，餐後喝一杯蜂蜜水，能促進腸道蠕動，提高身體的新陳代謝，還可以殺菌消炎、調理脾胃、去火潤燥等。

每半個月做一次淡鹽水排腸毒法

淡鹽水有清潔作用，可以有效地排出腸道內的宿便，從而達到清腸排毒的目的，所以，每半個月請用淡鹽水排一次腸毒。

淡鹽水濃度：三千毫升白開水，放入十五克鹽，攪拌均勻，也可以根據自己口感調整，但一定要口味淡，不可過鹹，喝起來不淡不鹹，否則會加重腎臟負擔。

清腸準備：清腸的前一天要吃得清淡一點，肥甘厚膩、太粗糙的食物都不要吃；準備好一壺淡鹽水。

清腸方法：早晨起床後（五點～七點，大腸經當令時間）空腹，大口喝完一杯淡鹽水；自然站立，吸氣，抬頭，雙臂上舉在頭頂交叉，身體呈繃直狀態，然後慢慢向左右側彎、拉伸腰胯；五分鐘後再喝一大杯淡鹽水，重複上述動作。如此反覆三次後，雙手疊放在小腹，以肚臍為中心，順時針摩揉腹部兩分鐘即可。

温馨小叮嚀

淡鹽水排腸毒法注意事項

中途有便意，一定要排空再繼續。

濕寒虛熱五招搞定 / 楊力著 . -- 初版 . -- 新北市 : 幸福文化出
版 : 遠足文化發行 , 2020.02
(好健康)
ISBN 978-957-8683-85-3(平裝)

1. 中醫 2. 養生 3. 健康法
413.21　　　　108023303

0HDA0028

濕寒虛熱五招搞定

只要一本書就能祛濕 x 清熱 x 補虛 x 排寒

作　　者：楊力
主　　編：黃佳燕
文字修潤：羅煥耿
封面設計：比比司設計工作室
內頁設計：王氏研創藝術有限公司
印　　務：黃禮賢、李孟儒

出版總監：黃文慧
副 總 編：梁淑玲、林麗文
主　　編：蕭歆儀、黃佳燕、賴秉薇
行銷企劃：林彥伶、朱妍靜

社　　長：郭重興
發行人兼出版總監：曾大福
出　　版：幸福文化 / 遠足文化事業股份有限公司
地　　址：231 新北市新店區民權路 108-1 號 8 樓
網　　址：https://www.facebook.com/happinessbookrep/
電　　話：(02) 2218-1417
傳　　真：(02) 2218-8057

發　　行：遠足文化事業股份有限公司
地　　址：231 新北市新店區民權路 108-2 號 9 樓
電　　話：(02) 2218-1417
傳　　真：(02) 2218-1142
電　　郵：service@bookrep.com.tw
郵撥帳號：19504465
客服電話：0800-221-029
網　　址：www.bookrep.com.tw

法律顧問：華洋法律事務所 蘇文生律師
印　　刷：通南印刷

初版一刷：西元 2020 年 02 月
定　　價：350 元